Selbsthilfe bei Tinnitus

Erfolgreiche Wege bei Ohrgeräuschen

Dr. med. Herwig Edlinger

Selbsthilfe bei Tinnitus

Erfolgreiche Wege bei Ohrgeräuschen

maudrich

Bibliografische Information der Deutschen Nationalbibliothek
Die Deutsche Nationalbibliothek verzeichnet diese Publikation in der Deutschen Nationalbibliografie; detaillierte bibliografische Daten sind im Internet über http://dnb.d-nb.de abrufbar.

Umschlaggestaltung: Facultas Verlags- und Buchhandels AG
Umschlagbild: © Vektormaus – AdobeStock
Lektorat: Mag. Katharina Stadler, Wien
Typografie und Satz: Florian Spielauer, Wien
Druck: Finidr, Tschechien
ISBN 978-3-99002-142-2 (Print)
ISBN 978-3-99111-630-1 (E-Pub)

TREE ONE FOR TITLE

Mit der Erscheinung
dieses Buches haben wir
zusammen mit der Druckerei FINIDR
einen neuen Baum gepflanzt.

Vorwort

Der Entschluss, dieses Buch zu veröffentlichen, ist in meiner beinahe fünf Jahrzehnte langen Erfahrung im Umgang mit dem Phänomen Tinnitus begründet. Als Arzt in der Univ. Hals-, Nasen-, Ohrenklinik Graz sowie in meiner Privatklinik (mit angeschlossener Praxis) für Hals-, Nasen-, Ohrenkrankheiten in Feldbach/Steiermark verfüge ich einerseits über einen enormen praktisch-klinischen Erfahrungsschatz. Andererseits konnte ich mein Ohr für das Ohr der Betroffenen auch dahingehend schärfen, dass ich durch das anamnestische „Aushören" der Patient:innen pathogenetisch bedeutsame Hinweise und Erfahrungen sammeln konnte, welche anderenorts häufig überhört wurden. Daraus resultiert das Bedürfnis, Betroffene und Interessierte an meinen Erfahrungen teilhaben zu lassen. Unter der Bedingung, dass sie die in diesem Buch enthaltenen Empfehlungen umsetzen, wage ich sogar, ihnen eine Erfolgsgarantie zu geben.

Auch wenn andere Therapeut:innen möglicherweise über einen ähnlichen Erfahrungsschatz verfügen oder aber die eine oder andere von mir dargelegte Meinung nicht teilen sollten, so handelt es sich bei den Inhalten dieses Buches um **meine** persönlichen Erfahrungen, die sich letztlich in beinahe jedem Fall von Betroffenheit sehr positiv bemerkbar machen konnten.

Dieses Werk ist eine unverzichtbare Hilfe für Betroffene im Umgang mit Tinnitus, ist aber auch als Arbeitsunterlage für Ärzt:innen, Psycholog:innen, Psychotherapeut:innen, Physiotherapeut:innen, Manualmediziner:innen, Musiktherapeut:innen, Logopäd:innen, Diätolog:innen, Hörgeräteakustiker:innen und Tätige in diversen Bereichen mit Tinnitus-Bezug geeignet. Der Fokus wird in diesem Buch jedoch schwerpunktmäßig auf jene Maßnahmen gelegt, die von den Patient:innen selbst zur Problemlösung beigetragen werden sollten.

In meiner jahrzehntelangen Arbeit mit leidgeprüften Betroffenen begegneten mir auch sehr viele, die unter ihrem enormen Leidensdruck ein suizidales Gedankengut entwickelten und letztlich auch Suizidversuche mit immer wieder letalem Ausgang unternahmen.

Ich möchte dieses Buch posthum den Opfern dieses Leidensdruckes widmen.

*****

Es ist mir auch ein sehr großes Bedürfnis, mich bei jenen Personen herzlichst zu bedanken, die zur Entstehung dieses Werkes einen unterstützenden Beitrag geleistet haben. Ich bedanke mich sehr bei meinem Sohn, Dr. Stefan Edlinger, selbst Facharzt für Hals-, Nasen-, Ohrenkrankheiten, Kopf- und Halschirurgie. Als Vater und HNO-Arzt konnte ich ihn motivieren, dieses wunderbare medizinische Fach der Hals-Nasen-Ohrenheilkunde, Kopf- und Halschirurgie als Berufsbild anzustreben, nun hat mich mein Sohn Stefan in meinem Bedürfnis, dieses Buch zu veröffentlichen, zusätzlich dazu sehr motiviert. Bedanken möchte ich mich auch sehr herzlich bei Frau Dr. Sigrid Neulinger, zuständig für die Programmleitung Medizin und Naturwissenschaften im facultas Universitätsverlag, für die sehr professionelle Unterstützung in der formativen Gestaltung dieser Publikation sowie bei Frau Mag. Katharina Stadler für die engagierte Arbeit als Lektorin dieses Buches.

Feldbach, im Frühjahr 2022 Herwig Edlinger

Inhalt

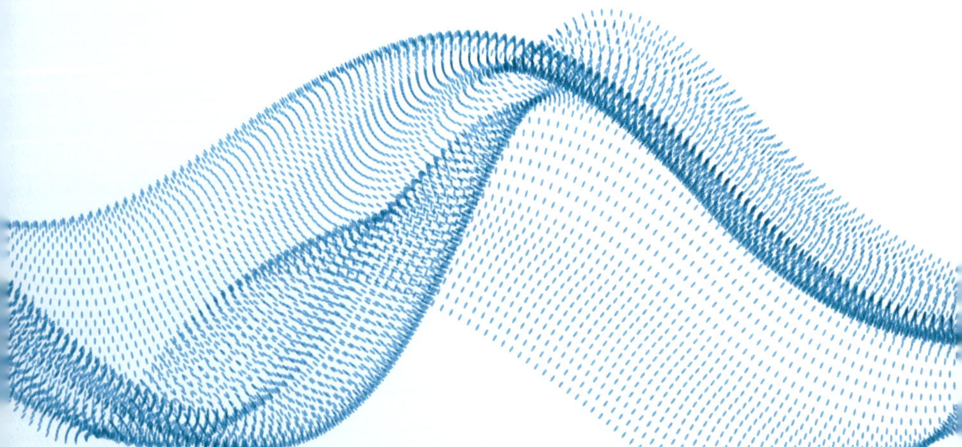

Ohrgeräusche im Vormarsch

Tinnitus – häufig ein Zivilisationsphänomen

Unter dem medizinischen Begriff Tinnitus versteht man ein Zustandsbild, bei dem Betroffene ein ein- oder beidseitiges Ohrgeräusch wahrnehmen. Dieses Geräusch wird unterschiedlich laut und in verschiedenen Qualitäten empfunden. So werden von Betroffenen z.B. ein Sausen, Singen, Klingen, Klirren, Brummen, Glockenläuten, Pfeifen, Klopfen, ein Wasserfallrauschen usw. beschrieben. Je nachdem, wie lange dieses Zustandsbild anhält, spricht man von einem **akuten, subakuten** und einem **chronischen Tinnitus.** Das akute Stadium dauert ca. drei Monate, das subakute ca. 12 Monate, als chronisch wird ein Tinnitus ab ca. einem Jahr Bestandsdauer bezeichnet.

Statistisch gesehen nimmt jede:r achte Bewohner:in im deutschen Sprachraum einen Tinnitus wahr, sodass man ihn durchaus als „Volksgeißel" bezeichnen kann.

War der Tinnitus lange Zeit ein Phänomen besonders des höheren Lebensalters, so hat sich dies in den letzten zwei bis drei Jahrzehnten deutlich gewandelt. Immer mehr jüngere Menschen sind davon betroffen, häufig auch Jugendliche. Man kann beinahe schon von einer „Zivilisationskrankheit" sprechen.

Aber wie kommt es zu dieser Entwicklung? In den letzten Jahrzehnten ist eindeutig ein gesellschaftlicher Wertewandel zu beobachten, der sich mitunter auch negativ auf unsere Gesundheit auswirkt. Ein gesteigerter beruflicher Leistungsdruck wird häufig durch intensiviertes Freizeiterleben kompensiert. Für viele ist dadurch der Freizeitstress oft noch größer als der Berufsstress, sodass letztlich die Regenerationszeit deutlich eingeschränkt wird, die für unsere körperliche und psychische Gesunderhaltung bzw. Gesundung so dringend benötigt wird. Eine gesteigerte Ausschüttung der krankmachenden Stresshormone Adrenalin und Noradrenalin ist die Folge.

In einem Zeitalter der „Mega-Events" haben wir vielfach den Sinn für das gesunde Maß verloren und werden allzu leicht Opfer einer körperlich und psychisch krankmachenden Reizüberflutung. So ist es für Jugendliche heute selbstverständlich, sich regelmäßig und stundenlang in Clubs und Diskos aufzuhalten und sich dort extrem starkem Lärm auszusetzen. Hemmungsloser Nikotin- und Alkoholkonsum oder sogar Drogenmissbrauch sind ebenso Charakteristika unserer Zeit wie auch Bewegungsarmut und dadurch verursachte Stoffwechselstörungen sowie Schlafdefizite. Es darf uns also nicht wundern, dass der Tinnitus auch jüngere Menschen in das Wartezimmer der Hals-Nasen-Ohren-praxis führt.

Die Tinnitus-Akzeptanz ist bei den Betroffenen individuell verschieden, sodass sich unterschiedliche Verhaltensmuster zeigen. Nur in seltenen Fällen findet man Gelassenheit, meistens kommt es zu psychischer Irritation. Dabei steht das psychische Verhaltensmuster in enger Wechselbeziehung zur körperlichen Grundsituation.

Tinnitus-bedingte Ein- und Durchschlafstörungen führen zu Schlafdefiziten und in weiterer Folge zu einer Verschlechterung des körperlichen Allgemeinzustandes. Dieser Umstand beeinflusst wiederum die psychische Grundsituation negativ, was zu einer gestörten Probleminterpretation und -verarbeitung führt. Die Betroffenen neigen einerseits zur Überinterpretation (Aggravation) des Tinnitus, andererseits ist ihre Fähigkeit zur Verarbeitung und Akzeptanz von Ohrgeräuschen deutlich reduziert. Der Tinnitus-bedingte Leidensdruck macht die Betroffenen zu Patient:innen. Unlustgefühl, Gereiztheit, Arbeitsunlust sowie gesellschaftlicher Rückzug mit Isolationsbedürfnis und Depression werden auffällig. Selbstmordgedanken sind häufig nur eine Frage der Zeit, vollendete Selbstmorde leider immer wieder traurige Wirklichkeit.

Anatomische und physiologische Grundlagen

Man unterscheidet das äußere Ohr, das Mittelohr und das Innenohr.

Das **äußere Ohr** besteht aus der Ohrmuschel und dem äußeren Gehörgang.

Das **Mittelohr** wird vom äußeren Gehörgang durch das Trommelfell getrennt. Im Mittelohr befindet sich die Gehörknöchelchenkette, bestehend aus Hammer, Amboss und Steigbügel. Das Mittelohr ist mit dem Nasenrachenraum verbunden durch die sogenannte Tube, auch Ohrtrompete oder Eustachische Röhre genannt. Sie dient der Belüftung des Mittelohres und somit dem Druckausgleich.

Das **Innenohr,** auch Labyrinth genannt, enthält die Schnecke mit dem peripheren Schallempfindungsorgan (Cortisches Organ) sowie das periphere Gleichgewichtsorgan (mit Vorhof und Bogengängen). Vom Innenohr zieht der Hör- und Gleichgewichtsnerv durch den inneren Gehörgang weiter in Richtung Gehirn.

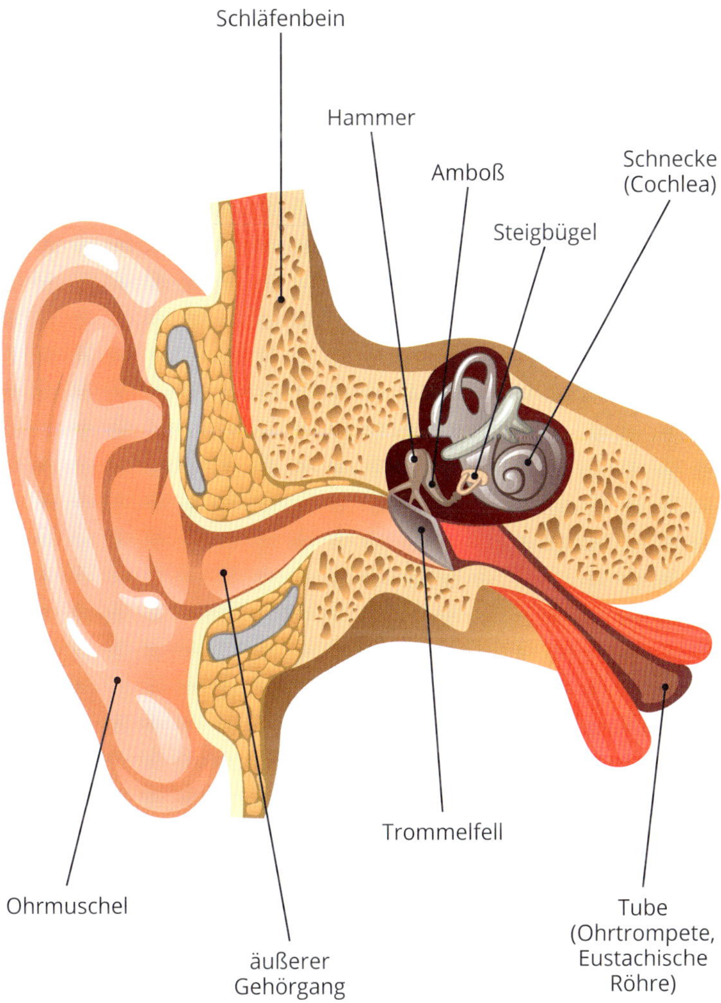

Anatomie des Ohres

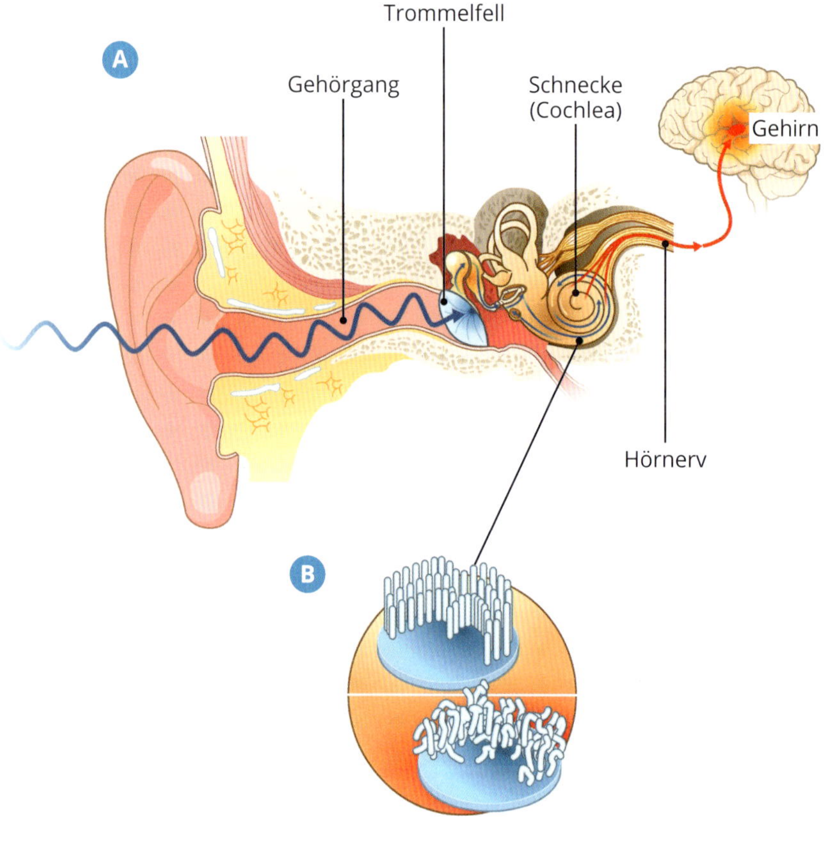

A **Der Weg des mechanischen (blau dargestellt) und elektrophysikalischen Schallimpulses (rot dargestellt) von der Peripherie bis ins Hörzentrum im Gehirn**

B **Gesunde (oben) und geschädigte (unten) Hörsinneszellen in der Schnecke**

Wie entsteht der Höreindruck? Die Schallwellen eines Schallimpulses (z. B. eines Geräusches) werden über das äußere Ohr und das Trommelfell dem Mittelohr zugeführt und von dort durch die Gehörknöchelchenkette weiter ins Innenohr geleitet. Teilweise erfolgt die Weiterleitung der Schallwellen ins Innenohr auch über die Schädelknochen.

Im Innenohr bewirken nun die Schallwellen in der Schnecke Flüssigkeitsschwingungen. Bis hierher handelt es sich um einen mechanischen Schallimpuls. Durch diese Flüssigkeitsschwingungen in der Schnecke kommt es im peripheren Schallempfindungsorgan (Cortisches Organ) mithilfe des Botenstoffes Glutamat zu Elektrolytverschiebungen im Bereich der Sinneszellen. Hierdurch wird der bisher mechanische Schallimpuls in einen elektrophysikalischen Impuls umgewandelt. Diese elektrophysikalischen Impulse, also elektrischen Ströme, werden nun über den Hörnerv und die Hörbahn in das Hörzentrum im Gehirn weitergeleitet und dort als Höreindruck wahrgenommen.

Mögliche Ursachen des Tinnitus

In ca. neunzig Prozent der Fälle ist ein Tinnitus durch eine Innenohrschädigung (Innenohrläsion) bedingt. Wir sprechen vom cochleären Tinnitus. Bei den anderen ca. zehn Prozent liegt die Ursache außerhalb des Innenohres.

Tinnitus infolge einer Innenohrschädigung

Über die Geräuschentstehung im Rahmen einer Innenohrschädigung gibt es nun mehrere wissenschaftliche Hypothesen. Ich persönlich halte folgende für die plausibelste und wahrscheinlichste: Für den normalen Hörvorgang ist der Neurotransmitter (Botenstoff) Glutamat wichtig, denn damit wird der mechanische Schallimpuls im peripheren Schallempfindungsorgan in einen elektrophysikalischen Impuls umgewandelt. Beim Tinnitus liegt nun eine Störung des Glutamatstoffwechsels vor, sodass es zu einer unkontrollierten Ausschüttung von Glutamat kommt. In weiterer Folge entstehen über eine Art „Ionenpumpe“ auch unkontrollierte, also pathologische Elektrolytverschiebungen zwischen dem intra- und dem extrazellulären Raum der Sinneszellen des peripheren Schallempfindungsorganes im Innenohr. Dadurch kommt es zur Bildung von pathologischen Aktionspotenzialen, also elektrischen Strömen, die über den Hörnerv und die Hörbahn zum Hörzentrum im Gehirn weitergeleitet werden und dort das Phänomen Tinnitus bewirken.

Es gibt nun eine Reihe von Faktoren, die zu einer Innenohrschädigung und somit über eine Störung des Glutamatstoffwechsels zum Tinnitus führen können. Dazu gehören z. B. Durchblutungsstörungen (bei Gefäßverkalkung, bei Stress, bei einer Störung der Halswirbelsäulenfunktion, bei einer Kreislaufstörung), virale oder bakterielle Infektionen, akuter und chronischer Lärm, Verletzungen, ein Innenohrerguss, familiäre Veranlagung, Nebenwirkungen bestimmter Medikamente, eine plötzliche Ohrdrucksteigerung (z.B. bei raschem Sinkflug oder beim Tauchen) usw.

Mögliche nicht innenohrbedingte Ursachen

In ca. zehn Prozent der Fälle von Tinnitus liegt die Ursache außerhalb des Innenohres, also im übrigen Hörsystem oder sogar außerhalb des Hörsystems. Zu den möglichen verantwortlichen Faktoren, die im übrigen Hörsystem liegen, gehören z.B. ein Ohrenschmalzpfropf, verschiedene Mittelohrerkrankungen, ein Tumor im Bereich des Hörnervs usw. Mögliche Ursachen außerhalb des Hörsystems sind z.B. eine Kiefergelenkerkrankung, eine Erkrankung der Psyche, eine Störung des Herz-Kreislauf-Systems, eine hormonelle Störung (etwa im Klimakterium oder durch eine Störung der Schilddrüsenfunktion) usw. Zum Zusammenhang zwischen Kiefergelenkproblemen und Tinnitus finden Sie Informationen auf Seite 74.

Wege zu einer erfolgreichen Behandlung

Eine zielführende und sinnvolle Therapie bei Tinnitus hat zwei Wurzeln: Die eine liegt im größtmöglichen Bemühen des Behandlungsteams (Ärzt:innen und weitere Therapeut:innen), die andere in der erforderlichen Eigenverantwortung der Patient:innen.

Ein gelegentlicher, nur kurzzeitig bestehender Tinnitus hat keinen Krankheitswert. Nur darüber hinausgehende Beschwerden sollten unbedingt ärztlich abgeklärt werden und, wenn notwendig, entsprechend therapiert werden. Weil die Entstehung und Entwicklung des Tinnitus so komplex ist, werden in der Therapie häufig unterschiedliche, einander ergänzende und zusammenwirkende Behandlungen kombiniert (multimodales Therapiekonzept), die gleichzeitig auf das Innenohr, den Gesamtorganismus und die Psyche wirken.

In diesem Buch geht es jedoch vordergründig nicht um klassische therapeutische Maßnahmen, sondern um die Eigen- und Mitverantwortung der Patient:innen bei der Problemlösung. Dabei sind die Patient:innen aufgerufen, aktiv ihren Beitrag zu leisten. Die **Betroffenen sind also gleichsam die eigenen Therapeut:innen** und damit ein unverzichtbarer Teil des gesamten Therapieregimes (Therapieplan). Nur durch engagiertes Teamwork ist Tinnitus kein hoffnungsloses Leiden und eine Hilfe bei jedem Grad von Betroffenheit möglich. Letztlich ist dadurch mit an Sicherheit grenzender Wahrscheinlichkeit eine Erfolgsaussicht gegeben.

Die Betroffenen müssen einerseits die Verhinderung einer Tinnitus-Anfälligkeit (Disposition) bzw. -Entstehung sowie eine Tinnitus-Reduzierung anstreben. Andererseits müssen sie versuchen, ihre psychische Grundsituation zu verbessern und zu stabilisieren, damit sie bereits vorhandene Beschwerden besser verarbeiten, bewältigen und akzeptieren können.

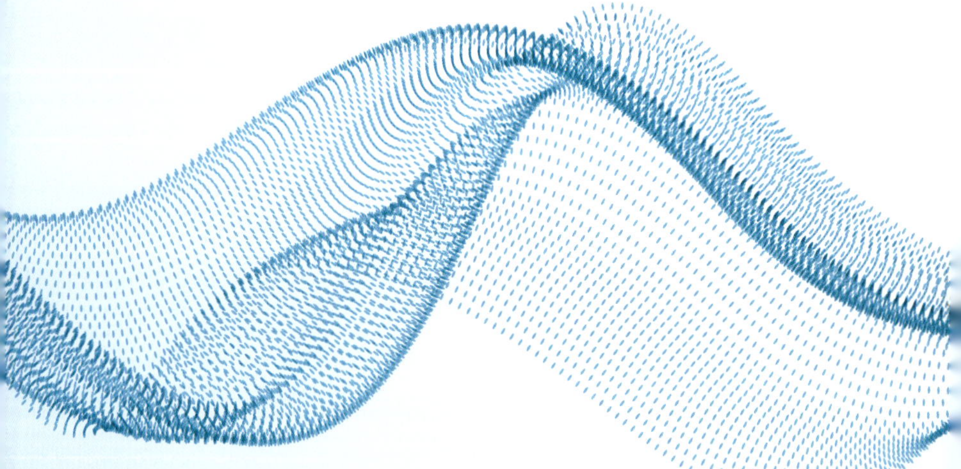

So können Sie sich selbst helfen

Es gibt sehr viele Empfehlungen und Maßnahmen, durch die Tinnitus-Betroffene ihre Lebensqualität in einem hohen Ausmaß verbessern und ihre Lebensfreude wiederherstellen können. Die in den weiteren Abschnitten des Buches empfohlenen Maßnahmen sind im Alltag gut umsetzbar und betreffen die folgenden Bereiche:

- Lifestyle
- Ernährung
- äußere Ursachen
- Bewegung
- spezielle Methoden zur Selbsthilfe
- akustische Maskierung
- Maßnahmen im Rahmen von Spezialthemen

An dieser Stelle soll noch einmal betont werden, dass dieses Buch als ein „Maßnahmenkatalog“ für Betroffene gelesen werden sollte, der ihnen zu neuer Lebensqualität und Lebensfreude verhelfen kann.

Der richtige Lifestyle für mehr Wohlbefinden

Unerlässlich für eine subjektive Zufriedenheit im Leben ist eine vernünftige, geregelte Lebensweise. Der richtige Lifestyle ist einerseits unabdingbar dafür, dass sich die körperliche und psychische Anfälligkeit (Disposition) für Tinnitus reduziert. Andererseits kann sich die richtige Lebensweise bei bereits bestehenden Beschwerden positiv auf die Problembewältigung, -verarbeitung und -akzeptanz auswirken.

Im folgenden Abschnitt wird daher die Wichtigkeit des richtigen Lifestyles bei Tinnitus betrachtet. Bereiche, die in diesem Zusammenhang erläutert werden, sind eine geregelte gesellschaftliche und zwischenmenschliche Beziehungspflege, das Thema Schlaf, die Stressproblematik, eine Störung des vegetativen Nervensystems, die Bedeutung eines einfachen Spazierganges durch die Natur, der Kampf gegen die Opferrolle der Betroffenen sowie die Bedeutung eines Hobbys.

Die Bedeutung zwischenmenschlicher Beziehungen

Sehr wichtig für einen ausgeglichenen Lebensstil sind geregelte gesellschaftliche und zwischenmenschliche Beziehungen. Sie sind Voraussetzung für innere Ausgeglichenheit, Gelassenheit und Gelöstheit, welche wiederum die Verarbeitung, Bewältigung und Akzeptanz der Beschwerden erleichtern. Das ist Grund genug, eventuell vernachlässigte Beziehungen wieder besser zu pflegen und sich z.B. wieder einmal bei einem alten Freund zu melden oder mit der Nachbarin ein längeres freundliches Gespräch zu führen.

Ausreichend Schlaf ist essenziell

Es ist erwiesen, dass ein Schlafdefizit objektiv zu einer Tinnitus-Zunahme (Akzentuierung) führen kann. Darüber hinaus kann es dadurch aber auch subjektiv zu einem stärkeren Empfinden der bestehenden Beschwerden kommen. Wenn wir nicht genügend schlafen, neigen wir zu einer Überinterpretation (Aggravation) von Beschwerden, die objektiv betrachtet geringer sind, als unsere subjektive Wahrnehmung uns suggeriert. Bei länger dauerndem Schlafmangel sind auch unsere Fähigkeit zur Problembewältigung und -verarbeitung sowie unsere Akzeptanz Problemen gegenüber deutlich herabgesetzt. Wir kennen das alle: Wenn wir müde sind, sind wir meist auch „nicht gut drauf“.

Die tägliche Schlafdauer sollte zwischen sechs und acht Stunden betragen. Der Schlaf sollte, entsprechend unserem physiologischen Biorhythmus, in der Nacht stattfinden. Ich halte deshalb das Vermeiden eines Mittags- bzw. Nachmittagsschlafes für wesentlich, auch wenn das für so manche:n bedeutet, eine lieb gewonnene Gewohnheit aufgeben zu müssen.

Was ist der Grund für diese Empfehlung? Beim Mittagsschlaf ruhen wir uns letztlich entgegen unserem Biorhythmus aus. Durch das Schläfchen am Nachmittag wird verhindert, dass wir im Laufe des Tages ein ausreichendes Müdigkeitspotenzial entwickeln, um am Abend gut ein- und in der Nacht gut durchschlafen zu können. Verzichten Sie daher auf einen Mittags- bzw. Nachmittagsschlaf, um Probleme beim Ein- und Durchschlafen zu vermeiden. Schon durch diese kleine Maßnahme können Sie einer objektiven Tinnitus-Zunahme sowie einer subjektiven Überinterpretation der Beschwerden vorbeugen. Frisch und munter tags darauf sind Sie obendrein auch rascher wieder „gut drauf".

Stress – ein besonders häufiger Auslöser

Bei akutem Stress kommt es im Nebennierenmark zu einer gesteigerten Ausschüttung der Stresshormone Adrenalin und Noradrenalin (Katecholamine). Diese wirken wiederum blutgefäßverengend, was zu einer Sauerstoffmangelversorgung im Gewebe führt. Damit einher geht die Entstehung von toxischen Stoffwechselendprodukten, sogenannten freien Radikalen. Dies betrifft auch das Innenohr. Wie Sie Ihren Körper durch die entsprechende Ernährung beim Umgang mit freien Radikalen unterstützen können, erfahren Sie auf Seite 42.

Beinahe jede von Tinnitus betroffene Person bestätigt eine Zunahme der Beschwerden im Zusammenhang mit Stressmomenten. Anzustreben ist daher zum einen die Vermeidung von Stress und zum anderen eine möglichst rasche Stressbewältigung. Nur so erlangen Sie innere Ausgeglichenheit, Gelöstheit und Gelassenheit, die notwendig sind, um weniger anfällig für Tinnitus zu sein und auftretende Beschwerden wesentlich besser bewältigen, verarbeiten und akzeptieren zu können.

Um diese innere Ausgeglichenheit zu erreichen, sind eine „Inventur und Entrümpelung der Seele" anzustreben. Gehen Sie in sich und reflektieren Sie zunächst darüber, was sich im Laufe Ihres bisherigen Lebens an seelischem Ballast angehäuft hat. Dieser mitgetragene seelische „Sondermüll" macht Ihnen das Leben nicht leichter; er kann z.B. auch Tinnitus auslösen oder bereits bestehende Beschwerden verschlimmern. Gleichzeitig erschwert er die Problembewältigung, -verarbeitung und -akzeptanz. Dieser „Inventur der Seele" muss konsequenterweise natürlich auch eine „Entrümpelung der Seele" folgen. Werfen Sie daher all den Ballast, den Sie im Rahmen dieser Inventur entdeckt haben, über Bord. Dies ist eine unabdingbare Voraussetzung, um die Tinnitus-Anfälligkeit zu reduzieren und eine Bewältigung (Kompensation) deutlich zu verbessern.

Störungen des vegetativen Nervensystems beheben

Unsere Organfunktionen werden ganz wesentlich vom vegetativen Nervensystem gesteuert. Dieses wird auch als autonomes Nervensystem bezeichnet, weil es unwillkürlich, also unbewusst, funktioniert. Es wirkt über die nervalen Anteile des Sympathikus und des Parasympathikus, die sich physiologischerweise die Waage halten sollten. Während der Sympathikus für erhöhte Leistungsbereitschaft zuständig ist und Energiereserven abbaut (ergotrope Wirkung), sorgt sein Gegenspieler, der Parasympathikus, für die Regeneration des Organismus und den Aufbau von Energiereserven (trophotrope Wirkung). Durch externe Einflüsse wie z.B. psychische Belastungen oder Stressmomente kann es zu einem Ungleichgewicht im vegetativen Nervensystem kommen, indem der Sympathikus stärker als der Parasympathikus aktiviert wird (psychovegetative Dysregulation mit sympathikotoner Reaktionslage).

Durch innere Ausgeglichenheit, innere Wellness, Gelassenheit und Gelöstheit kann dieses Ungleichgewicht jedoch verhindert werden (psychovegetative Entkoppelung). Folglich kann dadurch auch einerseits die Tinnitus-Anfälligkeit (Disposition) reduziert und andererseits eine Verbesserung der Beschwerden erreicht werden. Eine Maßnahme, die hierfür in mehrfacher Hinsicht nützlich sein kann, ist ein einfacher Spaziergang in der Natur.

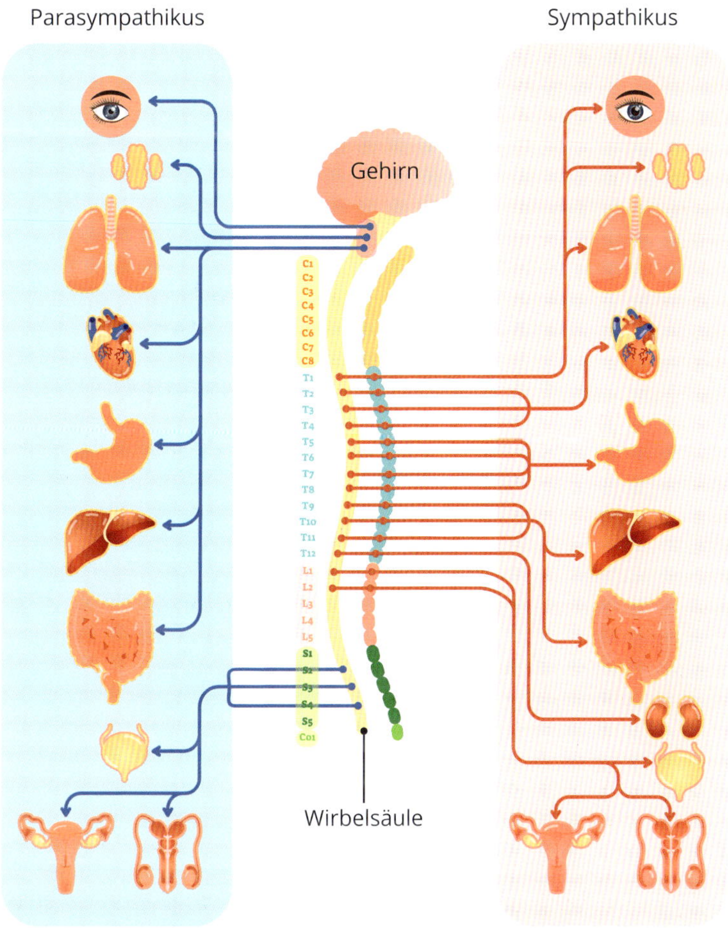

Schema des vegetativen Nervensystems (Gesamtheit der Ganglienzellen und Nerven, die die Vitalfunktionen des menschlichen Organismus regeln – keine bewusste Steuerung durch den Menschen möglich)

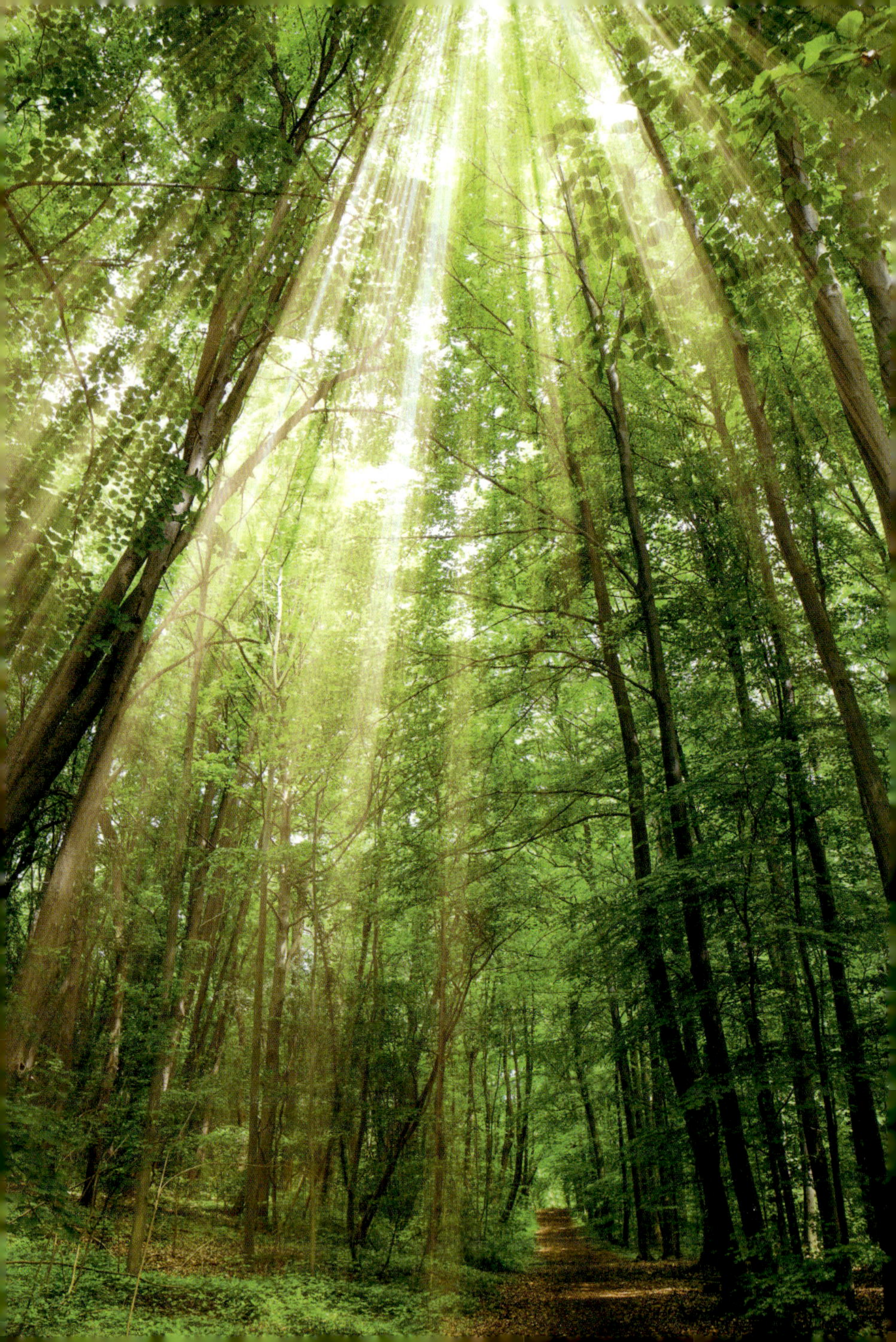

Ein Spaziergang in der Natur

Ein solcher sollte eine unverzichtbare Selbstverständlichkeit für Tinnitus-Betroffene sein. Ein Spaziergang durch eine wunderschöne Landschaft führt einerseits zu einer deutlichen Verbesserung der emotionalen Ausgangssituation und andererseits zu einer bedeutenden psychischen Entspannung. Dadurch kommt es auch zu einer Entlastung des vegetativen Nervensystems (psychovegetative Entkoppelung). Dies führt wiederum zu einer deutlich besseren Interpretation, Bewältigung, Verarbeitung und Akzeptanz.

Gleichzeitig verdecken (maskieren) die Umgebungsgeräusche wie z.B. das Rauschen des Windes oder eines Baches, Blätterrauschen, Vogelgezwitscher usw. die Ohrgeräusche. Externe Geräusche, die eine Nuance lauter sind als die endogenen (im Inneren erzeugten) Ohrgeräusche, bewirken im Gehirn das Phänomen der sogenannten zentralen Verdeckung. Sie können also den Tinnitus maskieren, sodass er im Idealfall nicht mehr wahrnehmbar ist. Erfahrungsgemäß werden externe Geräusche deutlich besser toleriert als endogene. Das Phänomen der zentralen Verdeckung kann unterschiedlich lang anhalten und auch noch bestehen bleiben, wenn die Geräuschkulisse gar nicht mehr vorhanden ist (Residualinhibition). Durch diese Maskierung wird also letztlich der Tinnitus-bedingte Leidensdruck spontan unterbrochen.

Einen weiteren Effekt hat ein Spaziergang durch die Natur aufgrund der Bewegung, die sich natürlich positiv auf das körperliche Wohlbefinden und die Blutgefäßrisikofaktoren auswirkt. Nehmen Sie sich daher regelmäßig Zeit für einen Spaziergang und tun Sie Ihren Ohren und Ihrem Körper damit etwas Gutes. Weitere Informationen zum positiven Einfluss von Bewegung können Sie auf Seite 50 nachlesen.

Der Opferrolle den Kampf ansagen

Die Erfahrung zeigt, dass sich Betroffene bei entsprechend lang bestehendem Tinnitus fast ausnahmslos in einer Opfersituation wiederfinden. Dabei wird der Tinnitus zum alles bestimmenden Element im Leben, das heißt, alles andere im Leben wird hintangestellt. Die Beschwerden können so im wahrsten Sinn des Wortes tonangebend sein und die Lebensqualität sehr negativ beeinflussen. Die Betroffenen sollten also eine geistige Trendwende anstreben. Der Tinnitus sollte einen möglichst kleinen Platz im Bewusstsein einnehmen und alles andere im Leben sollte ihm als lebens-, liebens- und erstrebenswerter vorangestellt werden. Dazu ist positives Denken das beste Mittel zum Zweck. Eine wesentliche Unterstützung dieser Maxime kann die Ausübung eines Hobbys sein.

Das Hobby als Therapie

Ein Hobby ist ein ausgezeichnetes Mittel, um bei bestehenden Beschwerden eine geistige Maskierung zu erzielen. Während der Beschäftigung mit dem Hobby kommt es zu einer Umlenkung der Aufmerksamkeit und dadurch zur geistigen Verdrängung bzw. Verdeckung des Tinnitus. Er wird also während der Ausübung des Hobbys nicht mehr oder nicht mehr störend wahrgenommen, wodurch der Leidensdruck spontan unterbrochen wird.

Nachdem die Beschäftigung mit einem Hobby regelmäßig stattfindet und immer sowie vielerorts erfolgen kann, haben Sie damit ein wirksames Mittel zur Hand, mit dem Sie in Phasen, die Tinnitus-bedingt belastend sind, sofort wirksam Selbsthilfe leisten können. Allein das Wissen um diese Möglichkeit ist bei der Bewältigung der Beschwerden bereits sehr förderlich. Suchen Sie daher nach einem für Sie passenden Hobby und beschäftigen Sie sich regelmäßig damit, insbesondere, wenn Sie Ihre Ohrgeräusche wieder einmal stärker plagen.

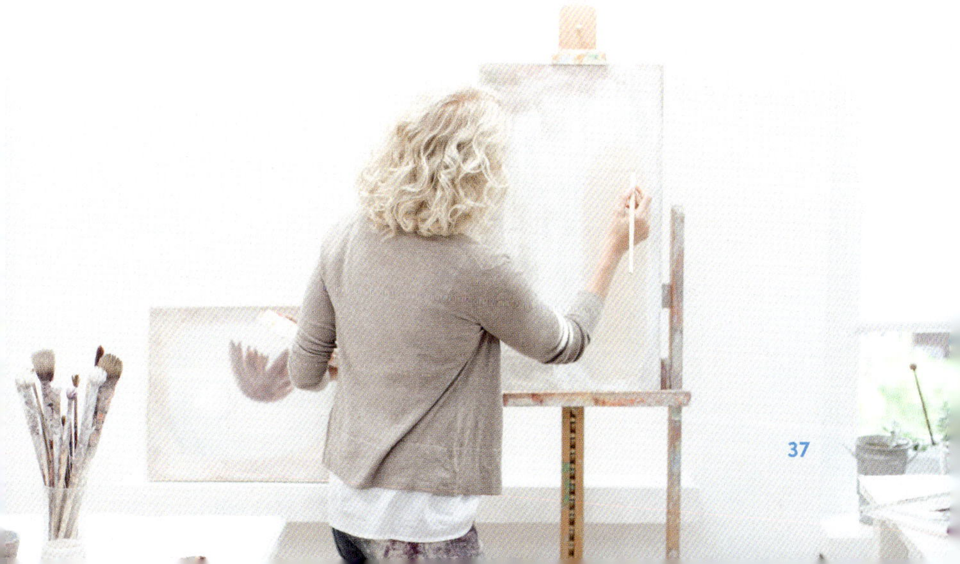

Der Einfluss unserer Ernährung

Natürlich hat auch die Ernährung Auswirkungen auf den Tinnitus. Sie kann bewusst gesteuert werden, um einer Entstehung bzw. Zunahme der Beschwerden vorzubeugen (Prophylaxe). Dabei sind die folgenden vier Aspekte zu berücksichtigen: Blutgefäßrisikofaktoren, der Glutamatstoffwechsel, bestimmte Genuss- und Lebensmittel sowie Antioxidantien.

Blutgefäßrisikofaktoren vermindern

Das individuelle Bewusstsein um die persönliche Stoffwechselsituation sowie die Berücksichtigung bestehender **Blutgefäßrisikofaktoren** ist unverzichtbar im Zusammenhang mit Tinnitus.

Übergewicht, erhöhte Blutzucker-, Cholesterin-, Triglyzerid- und Harnsäurewerte sowie Bluthochdruck stellen ebenso wie das Rauchen Gefäßrisikofaktoren dar und können über eine Durchblutungsstörung mit Sauerstoffmangel im Innenohr zu Tinnitus führen. Eine vernünftige Ernährung, mit der die genannten Werte positiv beeinflusst werden, ist unerlässlich. Ernähren Sie sich daher kalorienreduziert, d.h. fettarm sowie zuckerarm, und vermeiden Sie Innereien sowie hohe Mengen an Kochsalz.

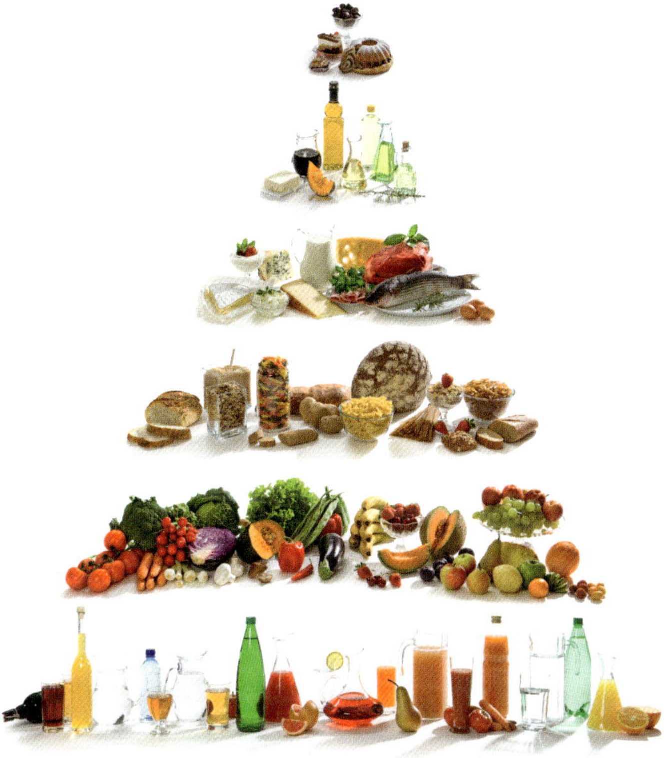

Ernährungspyramide

Vorsicht bei glutamathaltigen Nahrungsmitteln

Am normalen Hörvorgang ist im Innenohr der Neurotransmitter Glutamat beteiligt. Dieser wird insbesondere für die Umwand-

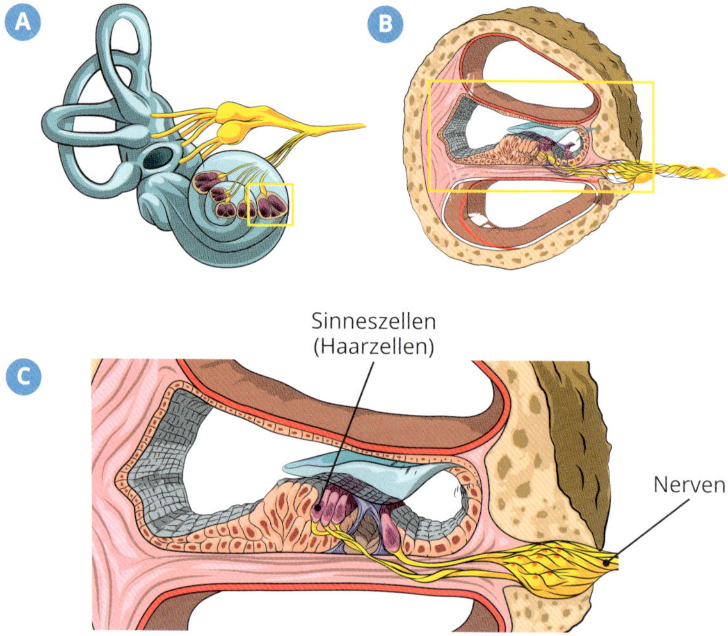

A **Innenohr (Labyrinth) mit Schnecke (Cochlea) und peripherem Gleichgewichtsorgan**

B **Schnitt durch die Schnecke**

C **Cortisches Organ (peripheres Schallempfindungsorgan) in der Schnecke**

lung des mechanischen Schallimpulses in einen elektrophysikalischen Impuls benötigt, die im peripheren Schallempfindungsorgan (Cortisches Organ, s. Abb. S. 40) des Innenohres stattfindet. Wie der Höreindruck entsteht, können Sie auf Seite 19 nachlesen.

Glutamat wird vom Körper (autolog) hergestellt, kann aber auch durch die Nahrung (alimentär) aufgenommen werden. Beim vom Innenohr ausgehenden Tinnitus (cochleäre Dysfunktion) liegt höchstwahrscheinlich eine Störung des Glutamatstoffwechsels vor, die mit einer unkontrollierten Glutamatfreisetzung (pathologische Glutamatdegranulation) in den Sinneszellen des Innenohres (Haarzellen) einhergeht.

Klinische Erfahrungen bestätigen diese Hypothese dahingehend, dass glutamathaltige Zusatzstoffe in Lebensmitteln Tinnitus auslösen (z. B. „Chinarestaurant-Tinnitus") und bestehende Beschwerden verstärken können. Es kann offenbar eine alimentäre Überlagerung eines gestörten Glutamathaushaltes im Innenohr erfolgen. Daher ist individuell eine Verlaufsbeobachtung bei Zufuhr glutamathaltiger Nahrung angezeigt. Sollten Sie eine diesbezügliche Auffälligkeit wahrnehmen, so sollten Sie die Aufnahme von Lebensmitteln, die **glutamathaltige Zusätze** (z. B. in Form von Süß- oder Aromastoffen) beinhalten, so weit wie möglich vermeiden. Das betrifft z. B. diverse Konserven, Fleisch- und Wurstwaren, Saucengrundlagen, Suppenwürfel, industrielle Süßspeisen, diverse Fertiggerichte sowie die fernöstliche Küche.

Genuss- und Lebensmittel sorgsam wählen

Auch bestimmte **Genuss- und Lebensmittel** wie Kaffee, sonstige koffeinhaltige Getränke, Schwarztees und Alkohol können Tinnitus auslösen oder bestehende Beschwerden verstärken. Bei individueller allergisch-hyperergischer Reaktionslage können auch diverse andere Lebensmittel wie z. B. Schokolade und Käse (besonders schimmelpilzhaltige Sorten) dieselbe negative Wirkung haben. Beobachten Sie, ob sich Ihr Tinnitus nach dem Verzehr der genannten oder ähnlicher Lebensmittel verändert, und passen Sie Ihre Ernährung gegebenenfalls entsprechend an.

Antioxidantien zuführen

Es ist auffällig, dass Tinnitus zusehends mehr Ausdruck eines Zivilisationsphänomens wird. Unser Alltagsleben wird häufig bestimmt durch vermehrten beruflichen Leistungsdruck, Freizeitstress, mangelnde körperliche und psychische Regenerationszeit, „Event-Unkultur", vermehrte Lärmbelastung, Bewegungsarmut, eine Zunahme von Stoffwechselstörungen sowie Nikotin-, Alkohol- und Drogenmissbrauch. Damit einher geht unter anderem eine gesteigerte Ausschüttung der Stresshormone Adrenalin und Noradrenalin im Nebennierenmark. Mögliche Folgen davon sind eine Sauerstoffmangelversorgung (Hypoxie) im Innenohr sowie die Entstehung krankmachender freier Radikale, die sich ebenso innenohrschädigend (ototoxisch) auswirken können.

Sowohl zur ergänzenden Behandlung gestörter Mechanismen des peripheren Schallempfindungsorganes im Innenohr als auch zur Vorbeugung (Prophylaxe) einer stressbedingten Innenohrschädigung ist es deshalb sinnvoll, bei der Ernährung auf eine ausreichende Zufuhr von **Antioxidantien** zu achten, denn sie neutralisieren freie Radikale. Folgende Mikronährstoffe fungieren als Antioxidantien:

- Vitamine (A, B-Komplex, C, E)
- Spurenelemente und Mineralstoffe (u. a. Magnesium, Selen, Zink)
- Aminosäuren (L-Lysin, L-Cystin)
- sekundäre Pflanzenstoffe (u. a. Bioflavonoide, Carotinoide, Anthocyane, Polyphenole)
- essenzielle Fettsäuren (u. a. Omega-3-Fettsäuren, Coenzyme Q10 und Q12, L-Carnitin)

Über unterschiedliche Mechanismen bewirken diese Mikronährstoffe im Innenohr und im übrigen Organismus einen antioxidativen Schutz, eine Unterstützung des Energiestoffwechsels und der Gefäßfunktion sowie eine Förderung der Reizweiterleitung.

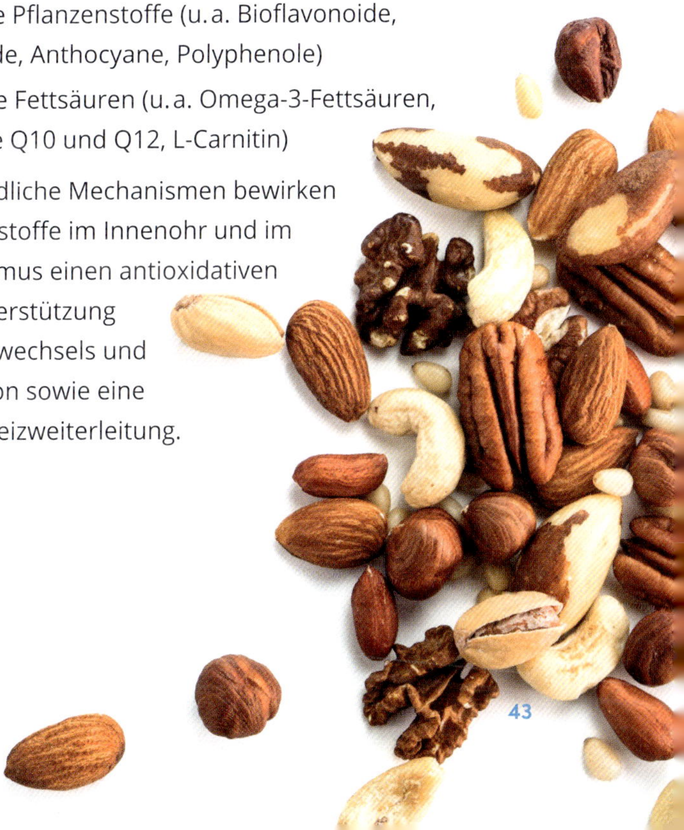

Zum einen können diese Mikronährstoffe über eine speziell darauf hin ausgerichtete Ernährung aufgenommen werden. Viele dieser Mikronährstoffe finden sich in pflanzlichen und tierischen Lebensmitteln (z. B. in Linsen, in getrockneten Marillen, im Buchweizen, in Steinpilzen, im Kakaopulver, in diversen Nüssen, in Hirse, im Soja, im Käse, in Fisch und Hummer, in Muscheln usw.). Zum anderen sind Mikronährstoffe auch in aufbereiteten Mischungen als Nahrungsmittelergänzungen in Apotheken und Reformhäusern erhältlich. Da diese Nährstoffpräparate kostenintensiv sind, ist im Sinne einer vernünftigen Kosten-Nutzen-Überlegung eine periodische Anwendung z. B. zwei- bis dreimal jährlich für je zwei Monate zu empfehlen.

Wie sich äußere Ursachen auswirken

Nikotin im Tabakrauch

Der Tabakrauch setzt sich aus ca. fünfhundert Inhaltsstoffen zusammen. Einer davon ist Nikotin, das ein klassischer Gefäßrisikofaktor ist und damit eine Gefäßverkalkung begünstigt. Gleichzeitig bewirkt Nikotin auch eine gesteigerte Ausschüttung der Stresshormone Adrenalin und Noradrenalin im Nebennierenmark.

Sowohl die Gefäßverkalkung als auch die Stresshormone können im Innenohr zu einer Sauerstoffmangelversorgung führen und in weiterer Folge zu einer Schädigung des dort liegenden peripheren Schallempfindungsorganes. Eine ganz wichtige Empfehlung ist daher eine strenge Nikotinabstinenz.

Kohlenmonoxid im Tabakrauch

Der Tabakrauch enthält auch bis zu 20 Volumprozente Kohlenmonoxid. Dieses hat eine 325-mal höhere Bindungseigenschaft zum Eisenmolekül des roten Blutfarbstoffes als der Sauerstoff. Das heißt, Kohlenmonoxid verhindert eine Bindung des Sauerstoffes im Blut. Raucher:innen mangelt es daher an Sauerstoff. Die Folge davon ist wiederum ein Abfall der Sauerstoffkonzentration im Innenohr, was eine Tinnitus-Entstehung bzw. -Zunahme begünstigt.

Selbstverständlich enthält der Tabakrauch eine Vielzahl an weiteren Komponenten, die den Organismus schädigen. Dieser Tinnitus-Ratgeber wird darauf nicht näher eingehen, ganz klar ist jedoch, dass der Tabakrauch schädlich ist – und zwar ganz besonders für Tinnitus-Betroffene. Tun Sie sich und Ihrem Ohr daher etwas Gutes und reduzieren Sie das Rauchen so gut wie möglich. Eine Tabakrauchabstinenz wirkt sich logischerweise vielfach sehr günstig auf Ihr körperliches Wohlbefinden aus.

Lärm

Lärm ab einer Lautstärke von 85 Dezibel bewirkt nachweislich einen Schaden im Innenohr. Ein kritischer Umgang mit Lärm ist deshalb dringend erforderlich, insbesondere bei einer Lautstärke ab 80 Dezibel. Der beste Lärmschutz würde selbstverständlich in einer vollkommenen Lärmabstinenz bestehen, diese kann im Alltag aber natürlich nicht erreicht werden. 85 Dezibel entsprechen etwa dem Lärm eines elektrischen Rasenmähers, einer Hauptverkehrsstraße oder einem laut schreienden Baby – alles Geräusche, denen wir nicht immer ausweichen können. Musik, die wir in Diskos, auf Rockkonzerten oder mittels Kopfhörern konsumieren, hat meist eine noch viel höhere Lautstärke. Hier haben wir sehr wohl die Möglichkeit, dem Lärm bewusst aus dem Weg zu gehen.

Anders sieht es wiederum bei Tätigkeiten in einem Lärmberuf aus.

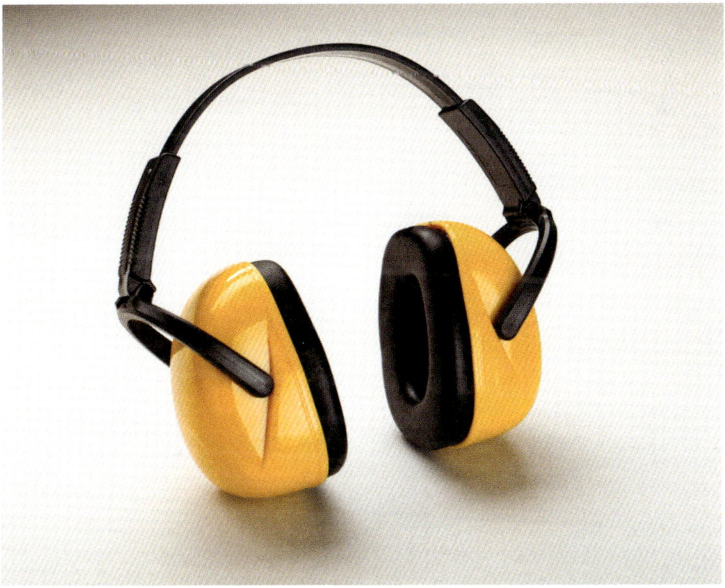

Lärmschutzschalen

Der Lärm kann hier nicht gänzlich vermieden werden. Betroffene sollten sich aber unbedingt bestmöglich davor schützen, indem sie entsprechende Lärmschutzmittel verwenden und zwischenzeitliche Lärmpausen einlegen. Geeignete Lärmschutzmittel können im Fachhandel (Hörgeräteakustikgeschäft) erworben und auch individuell angepasst werden. Während in manchen Bereichen der Schwerindustrie Lärmschutzhelme eingesetzt werden, können in anderen Berufen Lärmschutzschalen oder individuell angepasste Schutzmittel für die Gehörgänge (u. a. mit eingebautem Filter für ungestörte Kommunikation) zur Anwendung kommen. Dabei sind je nach Art der beruflichen Lärmbelastung sehr individuelle Lösungen möglich.

Gerade Personen, die einem Lärmberuf nachgehen, sollten in ihrem Freizeitverhalten laute Geräusche so gut wie möglich meiden, um eine Regeneration des Innenohres zu ermöglichen. Bei regelmäßiger beruflicher oder privater Lärmbelastung sind jedenfalls jährliche Hörprüfungskontrollen in einer Hals-, Nasen-, Ohrenpraxis zu empfehlen.

Nebenwirkungen von Medikamenten

Wir wissen, dass Medikamente neben einer Wirkung auch eine Nebenwirkung haben können. So gibt es etwa auch sogenannte ototoxische Medikamente, die als Nebenwirkung eine Schädigung des Innenohres zur Folge haben können. Die häufigsten ototoxischen Medikamente sind Präparate, die Acetylsalicylsäure enthalten, weiters bestimmte Antibiotika, einige Herzantiarrhythmika, bestimmte entwässernde Medikamente, einige Antirheumatika sowie Zytostatika. Gerade Präparate, die Acetylsalicylsäure enthalten, sind oftmals z.B. als nicht verschreibungspflichtige Schmerzmittel in der Apotheke erhältlich. Wegen der möglichen Nebenwirkungen ist eine Medikamenteneinnahme nach Selbstverordnung aber strikt zu vermeiden. Eine Einnahme sollte nur nach ärztlicher Rücksprache erfolgen, weil Ärzt:innen am besten in der Lage sind, Nutzen und Risiko abzuwägen.

Der positive Einfluss von Bewegung

Der folgende Abschnitt beleuchtet den Einfluss, den körperliche Betätigung mittels Sport im Allgemeinen und die Funktion der Halswirbelsäule im Speziellen auf die Entwicklung des Tinnitus und die damit einhergehenden Beschwerden haben.

Körperliche Betätigung wirkt

Regelmäßige körperliche Betätigung in Form von Sport führt zu einer physischen und psychischen Wellness. Dadurch kann einerseits die Anfälligkeit für Tinnitus reduziert werden und andererseits können die Bewältigung, Verarbeitung und Akzeptanz der Beschwerden deutlich verbessert werden. Denn während sportlicher Betätigung kommt es zu einer geistigen Tinnitus-Maskierung, d. h., dass beim Sport eine geistige Ab- bzw. Umlenkung

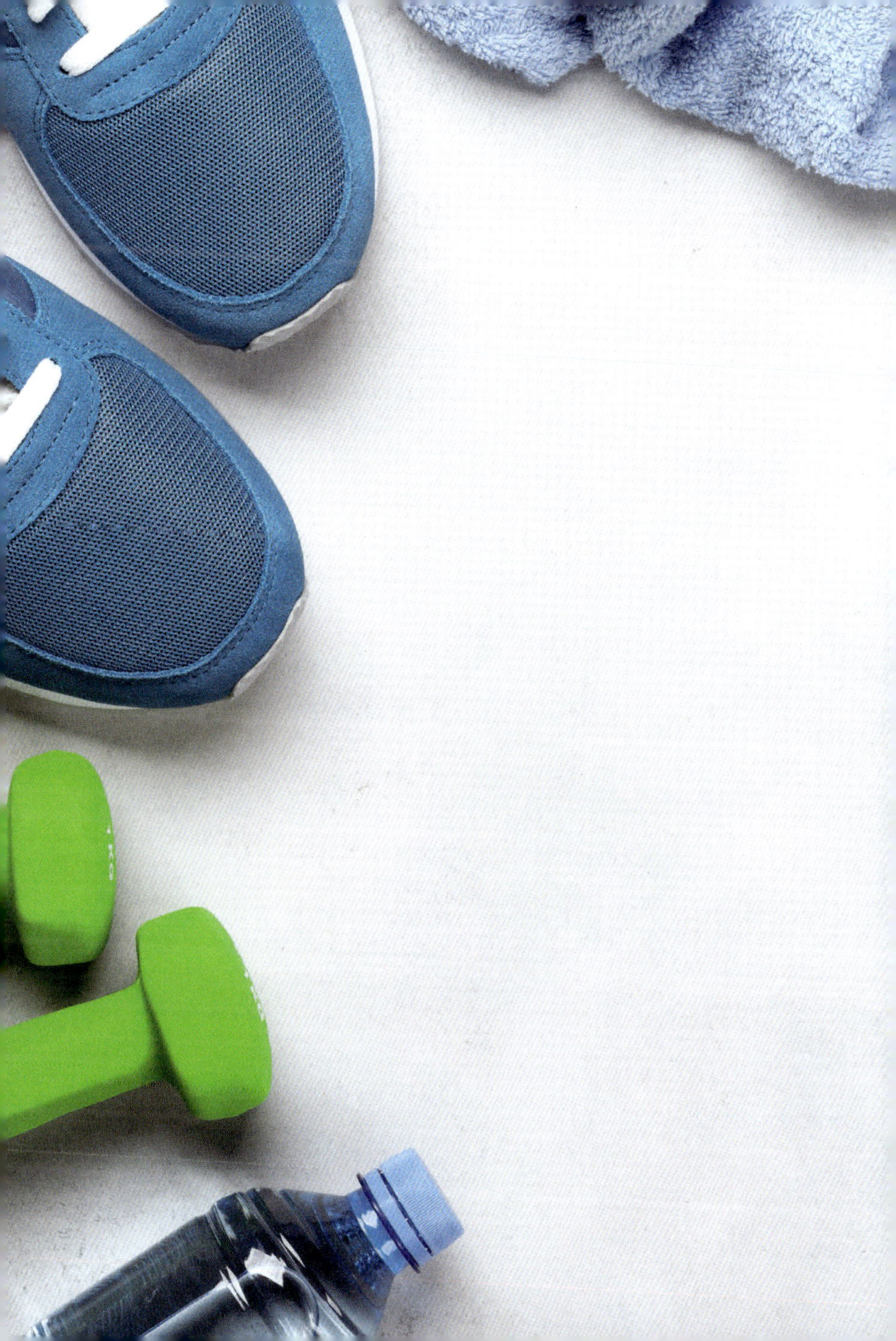

stattfindet und die Beschwerden daher aus dem Bewusstsein verschwinden. Dadurch kann vorübergehend eine praktische Beschwerdefreiheit erreicht werden. Wird der Sport regelmäßig ausgeübt, so wird der Leidensdruck immer wieder unterbrochen, und zwischenzeitlich wieder auftretende Ohrgeräusche können wesentlich besser akzeptiert und kompensiert werden.

Ein weiterer bedeutender Effekt körperlicher Betätigung besteht in einer positiven Beeinflussung der Blutgefäßrisikofaktoren. Dadurch erhöht sich in weiterer Folge die Sauerstoffkonzentration im Innenohr, was einer Tinnitus-Entstehung und -Zunahme entgegenwirkt. Den Zusammenhang zwischen Blutgefäßrisikofaktoren, einer Sauerstoffmangelversorgung und Tinnitus können Sie auf Seite 38 nachlesen.

Sie müssen aber nicht gleich einen Marathon laufen. Wenn Sie ein Sportmuffel sind, beginnen Sie langsam, sich mehr und mehr körperlich zu betätigen. Starten Sie mit regelmäßigen Spaziergängen und steigern Sie Ihr Tempo. Suchen Sie sich eine sportliche Betätigung, die Ihnen Spaß macht bzw. zumindest nicht unangenehm ist, und gehen Sie ihr regelmäßig nach.

Sie werden sehen, dass Ihnen der Sport dann immer leichter fallen wird und Ihnen die Betätigung auch immer mehr Freude und Wohlbefinden bereiten wird – ganz speziell auch deshalb, weil Ihnen der Sport zwischenzeitlich praktisch Beschwerdefreiheit verschafft.

Die Bedeutung der Halswirbelsäule

Eine Funktionsstörung der Halswirbelsäule kann die Ursache einer Tinnitus-Entstehung sein oder bereits bestehende Beschwerden verstärken.

Im sechsten Halswirbel tritt beidseits ein Blutgefäß, die Arteria vertebralis, in die Halswirbelsäule ein. Diese Blutgefäße vereinigen sich beim Durchtritt durch die Schädelbasis zu einem Gefäß, welches in weiterer Folge Äste zur Versorgung der hinteren Schädelgrube abgibt. In diesem Bereich liegt auch das Innenohr, das von der Arteria labyrinthi versorgt wird.

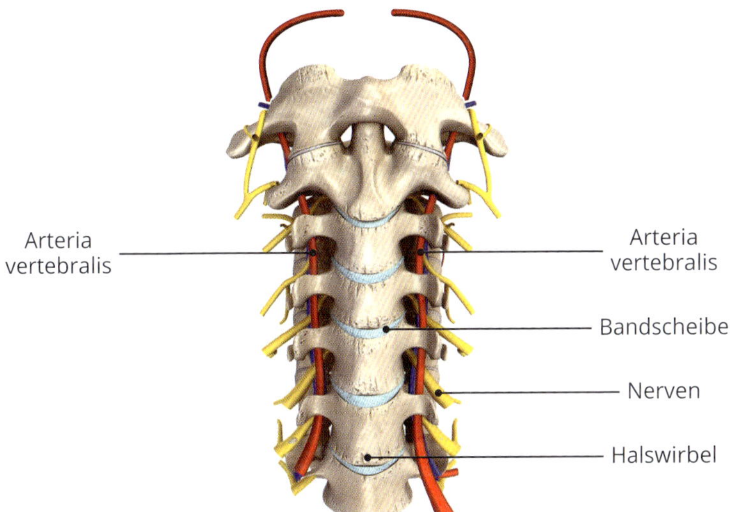

Halswirbelsäule mit Blutgefäßen und Nerven

Unterschiedliche Faktoren wie z.B. eine Blockierung eines Zwischenwirbelgelenkes, eine Osteochondrose (krankhafte Veränderung der Knochen und Knorpel) oder eine deformierende Spondylose (degenerative Abnützung bzw. Veränderung an Bandscheiben und Wirbeln) können jenes vegetative Nervengeflecht (Plexus sympathicus) irritieren, welches diese Blutgefäße umgibt. Dadurch kann es zu einer Gefäßverengung und in weiterer Folge zu einer Mangeldurchblutung im Bereich der hinteren Schädelgrube und dem Innenohr kommen.

Um dies zu verhindern, ist eine Normalisierung bzw. Verbesserung der Halswirbelsäulenfunktion anzustreben, zu der Betroffene auch ihren Beitrag leisten können.

Es bieten sich sogenannte Automobilisationsübungen an, um Zwischenwirbelgelenke zu deblockieren. Dies bewirkt letztlich eine Verbesserung der Sauerstoffversorgung in der hinteren Schädelgrube und somit auch im Innenohr. Besonders die folgenden drei Übungen sind hierbei nützlich. Führen Sie sie zur Selbstkontrolle am besten vor einem Spiegel durch:

Halbkreise mit geradem Kopf

Begeben Sie sich in einen aufrechten Stand und blicken Sie nach vorn. Führen Sie nun mit dem Kopf für die Dauer von etwa 15 Sekunden sieben Halbkreise mit maximaler Exkursion aus. Drehen Sie den Kopf also so weit Sie können in horizontaler Richtung nach rechts und nach links. Siehe Seite 56.

Halbkreise mit gebeugtem Kopf

Begeben Sie sich in einen aufrechten Stand und beugen Sie den Kopf so weit Sie können nach vorn, sodass das Kinn, wenn möglich, die Brust berührt. Führen Sie nun ebenfalls für die Dauer von ca. 15 Sekunden sieben Halbkreise aus. Dabei soll das Kinn immer den Brustkontakt halten und so maximal zur rechten und linken Schulter geführt werden. Siehe Seite 57.

Nachvorn- und Zurückgleiten

Begeben Sie sich in einen aufrechten Stand und blicken Sie nach vorn. Gleiten Sie nun mit dem Kopf und Hals so weit Sie können nach vorn und wieder zurück. Auch diese Bewegung soll sieben Mal für die Dauer von ca. 15 Sekunden ausgeführt werden.

Wichtig ist bei dieser Übung, dass Sie den Oberkörper vollkommen ruhig halten. Halten Sie zur Kontrolle die Hand nach unten geöffnet unter Ihr Kinn. Siehe Seite 58.

Halbkreise mit geradem Kopf

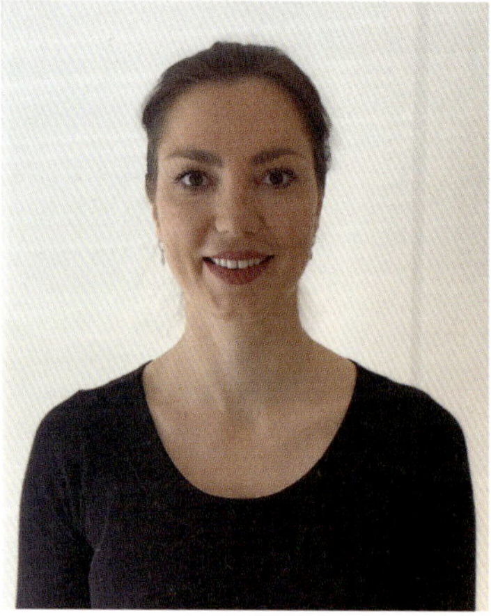

Ausgangshaltung

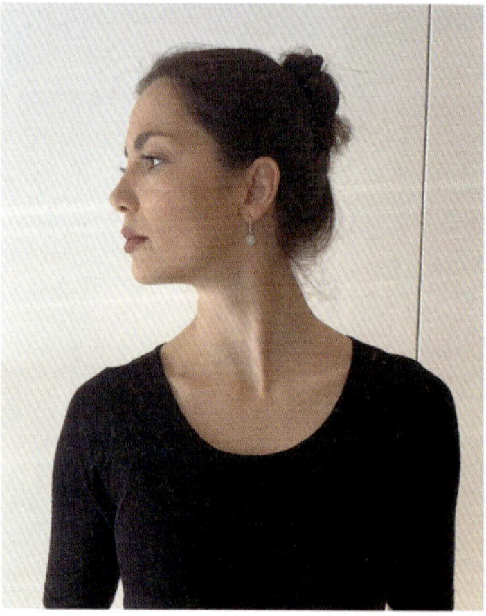

Kopf nach rechts drehen

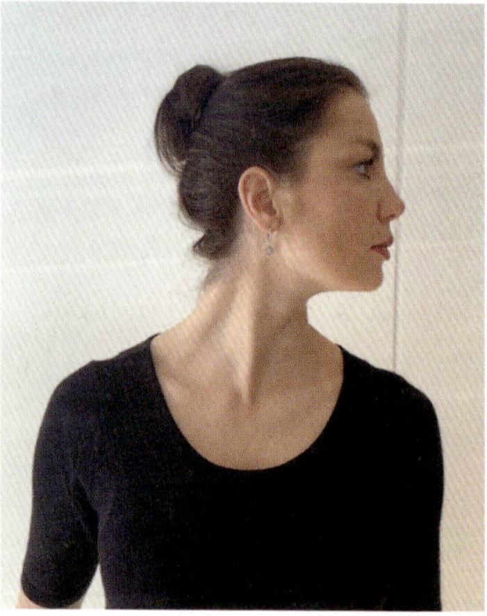

Kopf nach links drehen

Halbkreise mit gebeugtem Kopf

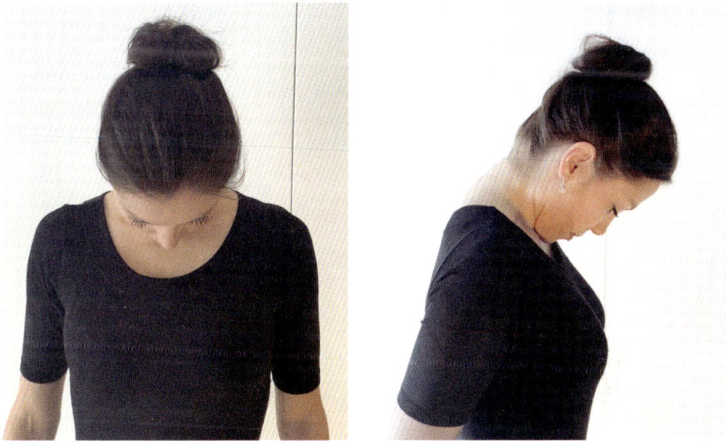

Kopf nach vorn beugen

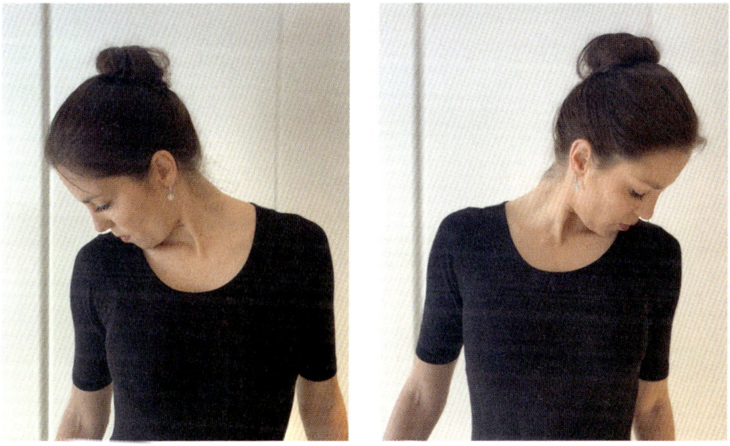

Halbkreise zur rechten und linken Schulter

Nachvorn- und Zurückgleiten

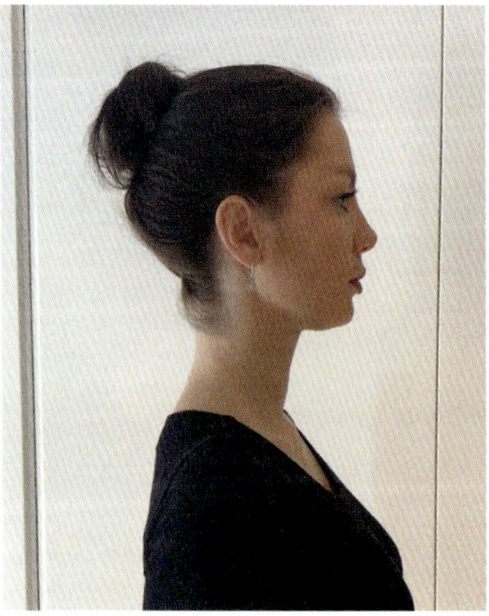

Ausgangshaltung

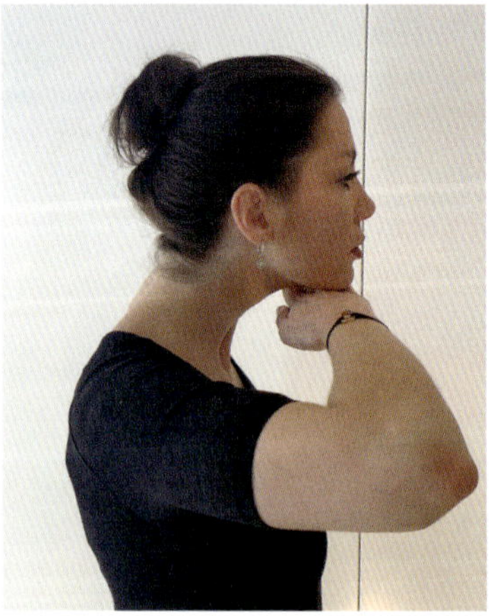

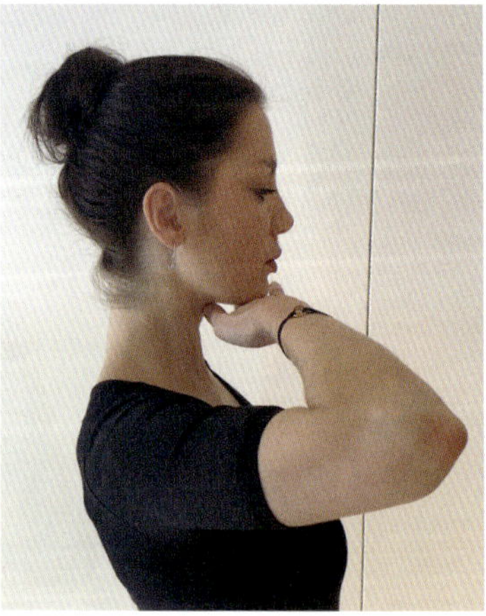

Kopf und Hals nach vorn und wieder zurück

Mit diesen Übungen gelingt es Ihnen, die Halswirbelsäule bis ins hohe Alter mobil zu halten und Ihren Tinnitus positiv zu beeinflussen.

Beliebte Methoden der Selbsthilfe

Von den vielen Methoden, die sich zur Selbsthilfe bei Tinnitus eignen, werden im folgenden Abschnitt drei näher beleuchtet. Dabei handelt es sich um das Autogene Training nach Schultz, die Musiktherapie der Stereo-Tiefensuggestion nach Svoboda und Stein sowie den Einsatz eines musiktherapeutischen Kissens. Alle drei Methoden sind leicht anwendbar und erfahrungsgemäß sehr erfolgreich.

Autogenes Training nach J. H. Schultz

Das Autogene Training ist ein jederzeit leicht anwendbares Verfahren der Selbsthilfe. Regelmäßig, also täglich praktiziert, kann es in Phasen, in denen die Tinnitus-bedingte psychische Irritation verstärkt wahrnehmbar ist, eine spontane und nachhaltige Erleichterung bringen. Durch diese Methode kommt es über eine

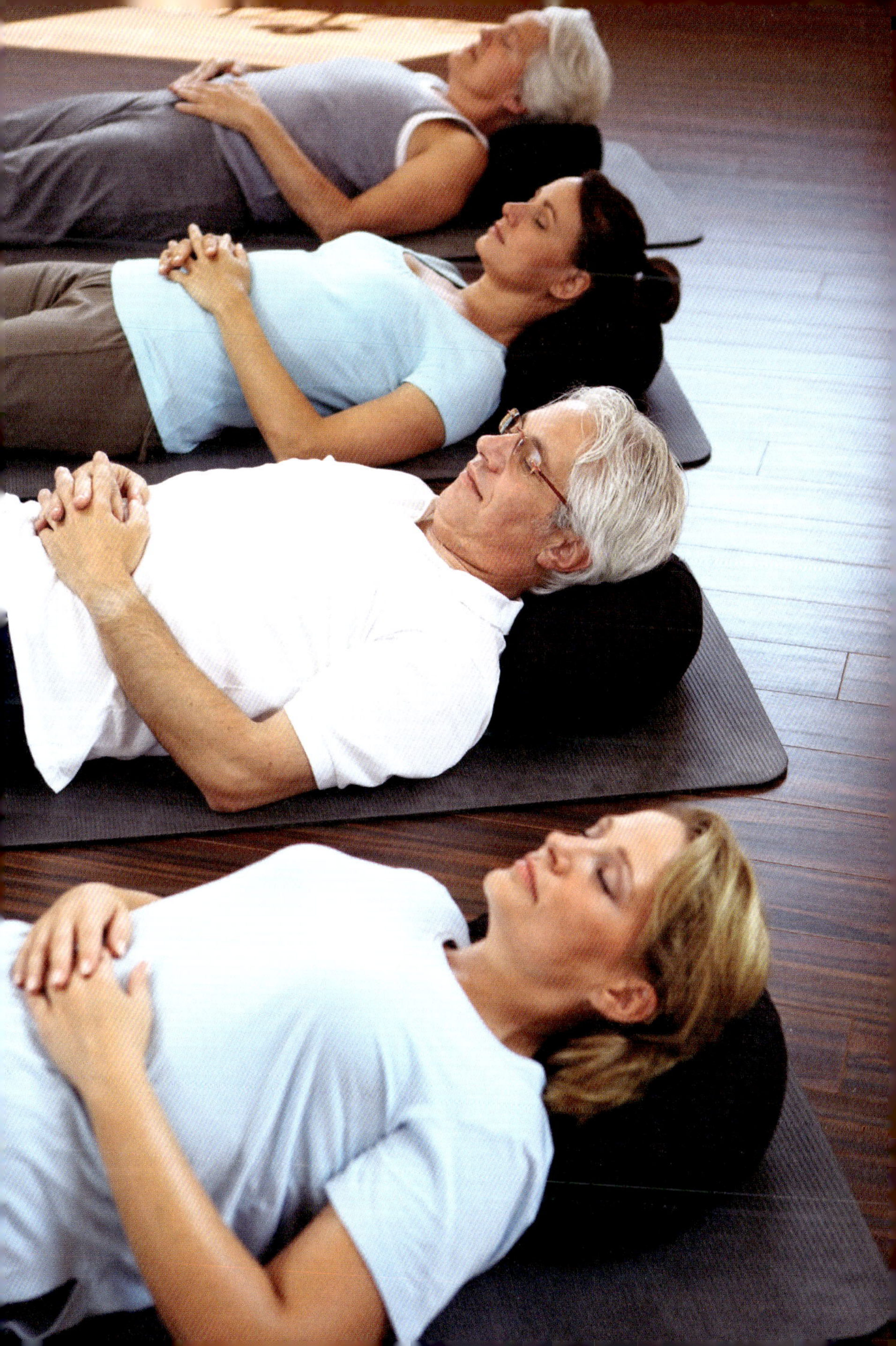

psychische und körperliche Entspannung zu einer Reduzierung der Ausschüttung der Stresshormone Adrenalin und Noradrenalin. Dies kann wiederum zu einer spontanen Erleichterung der Beschwerden führen und damit verbunden zu einer Reduzierung des Belästigungsgrades. Die Zusammenhänge zwischen Stress und Tinnitus können Sie auf Seite 30 nachlesen.

Weiters können durch das Autogene Training unterstützende positive Einstellungen gestärkt und hemmende negative Haltungen abgebaut werden, wodurch wiederum eine wesentlich bessere Problembewältigung, -verarbeitung und -akzeptanz erreicht werden können.

Das Autogene Training kann in Kursen z.B. bei Ärzt:innen, Psycholog:innen, Psychotherapeut:innen, in Selbsthilfegruppen oder an Volkshochschulen, aber auch autodidaktisch erlernt werden. Es gibt dazu eine Menge an spezieller Literatur sowie CDs bzw. MP3s, welche auch online eruierbar sind.

Stereo-Tiefensuggestion nach T. Svoboda und A. Stein

Diese sehr praktikable musiktherapeutische Methode der Selbsthilfe wurde von den deutschen Psychologen und Psychotherapeuten Dr. Tomas Svoboda und Dr. Arnd Stein entwickelt. Bei der Stereo-Tiefensuggestion kommt es, vermittelt durch Musik, Geräusche, Text und Klang, einerseits zu einer zentralen Verdeckung, also Maskierung der Ohrgeräusche. Andererseits bewirkt die Methode eine tiefe psychisch-physische Entspannung sowie eine Besserung der emotionalen Ausgangssituation. In Folge dessen können eine wesentlich bessere Bewältigung, Verarbeitung und Akzeptanz der Beschwerden erreicht werden. Für diese Form der Musiktherapie werden entsprechende CDs oder MP3s benötigt, welche ebenfalls online abrufbar sind.

Die Stereo-Tiefensuggestion ist spontan hilfreich z. B. bei einer belastenden Tinnitus-Zunahme im Zusammenhang mit einer Stresssituation. Denn durch diese Methode nehmen die Betroffenen die Geräusche nicht oder nicht mehr störend wahr. Dabei ist auch das Phänomen der Residualinhibition bemerkenswert. Im Zuge dessen hält die Stille der eigenen Ohrgeräusche auch nach Ende der Anwendung für eine gewisse Dauer an.

Musiktherapeutisches Kissen

Dieser musiktherapeutische Heilbehelf schafft über unterschiedliche Effekte Linderung und Hilfe. Es handelt sich dabei um ein anatomisch geformtes Kopf-Nacken-Kissen, in das eine Akustikschiene integriert ist. Diese Schiene kann an jedes Abspielgerät bzw. an jede Musikquelle angeschlossen werden. So sind im Liegen z. B. das Autogene Training nach Schultz oder die Stereo-Tiefensuggestion nach Svoboda und Stein in entspannter Form möglich. Besonders zu empfehlen ist auch das Hören konzertanter, symphonischer Musik sowie der individuellen Lieblingsmusik. Dadurch können wiederum eine Maskierung der eigenen Ohrgeräusche mit darauffolgender Residualinhibition sowie eine psychische Entspannung erreicht werden. Insbesondere kann mit dem musiktherapeutischen Kissen auch Tinnitus-bedingten Einschlafstörungen wirksam begegnet werden.

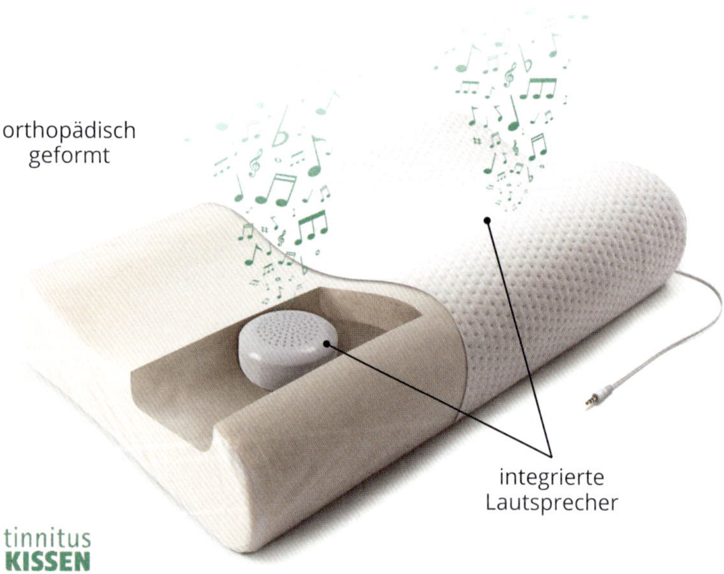

Beispiel eines musiktherapeutischen Kissens

Der Erwerb eines musiktherapeutischen Kissens ist über den orthopädischen Fachhandel oder online möglich.

Störende Geräusche mit angenehmen Klängen überdecken

Externe Geräusche, die eine Nuance lauter sind als die endogenen Geräusche des Tinnitus, können diese über das Phänomen der zentralen Verdeckung im Gehirn maskieren, also überdecken bzw. auslöschen. Erfahrungsgemäß werden externe Geräusche meist wesentlich besser akzeptiert als der endogene Quälgeist „Tinnitus". Dabei kann sich auch das Phänomen der sogenannten Residualinhibition einstellen. Es bewirkt, dass auch nach Ende der äußeren Geräuschkulisse das Ohrgeräusch für eine unterschiedlich lange Dauer nicht mehr wahrnehmbar ist. Eine akustische Maskierung ermöglicht es also, den Tinnitus-bedingten Leidensdruck spontan zu unterbrechen.

Eine Maskierung kann sowohl durch Alltagsgeräusche als auch durch Apparate erzielt werden.

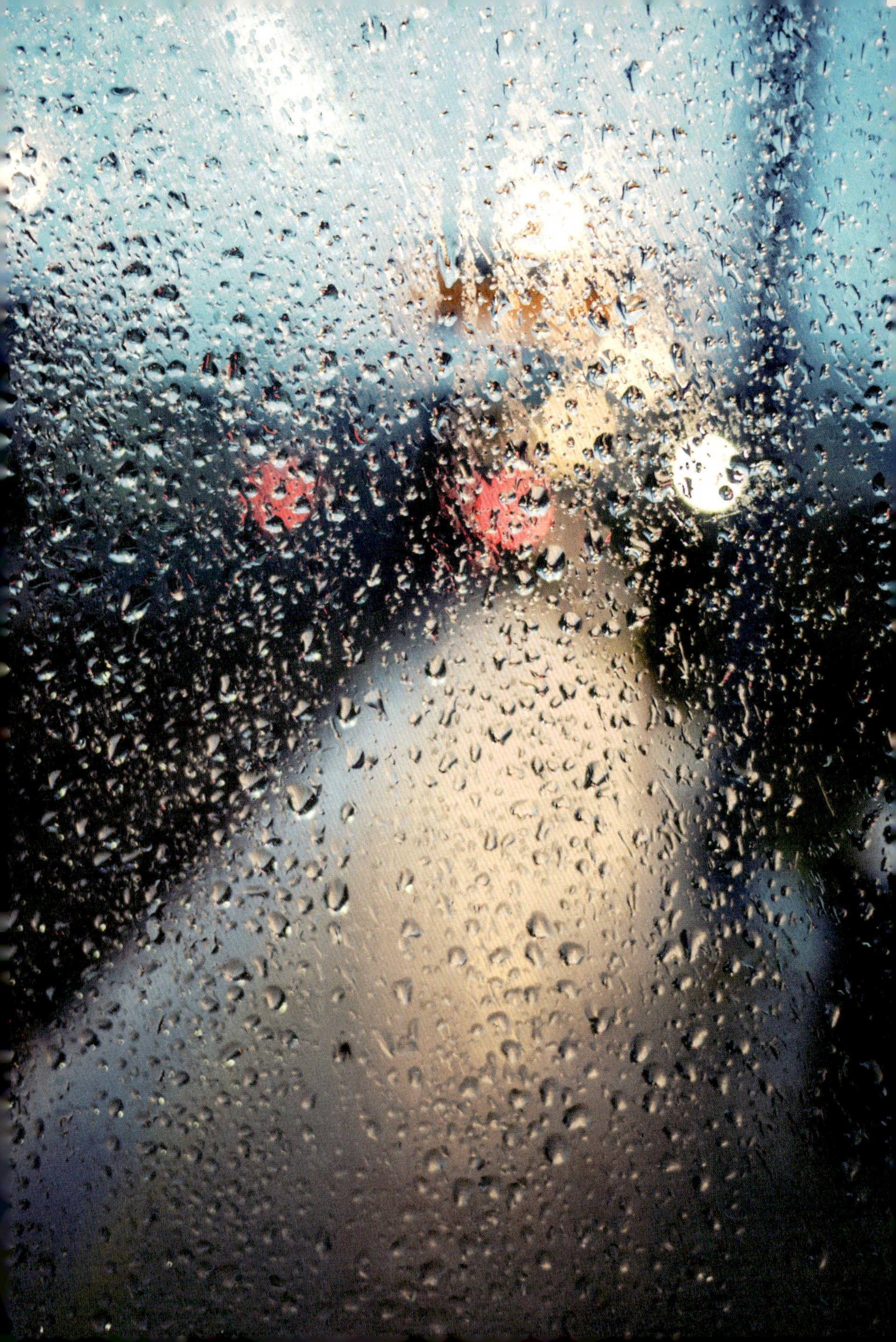

Maskieren mit Alltagsgeräuschen

Einige Beispiele für eine Maskierung durch Alltagsgeräusche sind etwa ein Spaziergang durch die Natur, Schlafen bei offenem Fenster (z.B. bei Regen), eine tickende Wanduhr, ein Zimmerspringbrunnen, Musik- oder Radiohören, Fernsehen usw.

Maskieren mithilfe von Geräten

Eine apparative Maskierung kann etwa durch Masker, Hörgeräte, Kombiinstrumente oder musiktherapeutische Kissen erzielt werden.

Bei einem Masker handelt es sich um einen Rauschgenerator, der ähnlich einem Hörgerät am Ohr getragen wird. Er spielt ein leises akustisches Signal ins Ohr ein, das eine Nuance lauter ist als der eigene Tinnitus und so zu dessen Maskierung führt. Die möglichen akustischen Signale reichen dabei von unterschiedlichem Rauschen über verschiedene Töne bis hin zur Musikberieselung.

Wie Hörgeräte bei Tinnitus-Beschwerden Abhilfe schaffen können, wird im nächsten Abschnitt erläutert.

Kombiinstrumente sind eine Kombination aus Masker und Hörgerät, wobei beide Komponenten je nach augenblicklichem Bedarf aktiviert werden können.

Informationen zum musiktherapeutischen Kissen können Sie auf Seite 63 nachlesen.

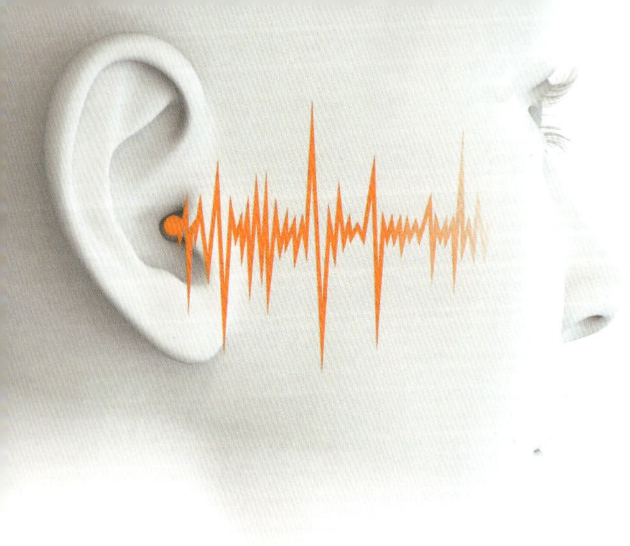

Hörgeräte

Bestehen gleichzeitig eine Schwerhörigkeit mit Problemen beim Wortverständnis in der Konversationslautstärke, ein gestörtes Richtungshören und ein Tinnitus, so ist die Verwendung eines Hörgerätes sehr nützlich und daher dringend zu empfehlen. Durch ein Hörgerät kommt es einerseits natürlich zu einer Hörverbesserung mit einer Besserung des Wortverständnisses (Diskriminationssteigerung) sowie des Richtungshörens und andererseits zu einer Maskierung des Tinnitus. Denn durch die Verstärkung der aufgenommenen Schallreize, für die das Hörgerät verantwortlich ist, kann ein Maskierungseffekt im Gehirn erzielt werden. Das heißt, während des Tragens des Hörgerätes wird der eigene Tinnitus nicht mehr bzw. nicht mehr störend wahrgenommen. Zudem wird dadurch auch eine Residualinhibition eingeleitet.

Hörgeräte gibt es in verschiedensten Ausführungen (Hinter-dem-Ohr- und In-dem-Ohr-Geräte).

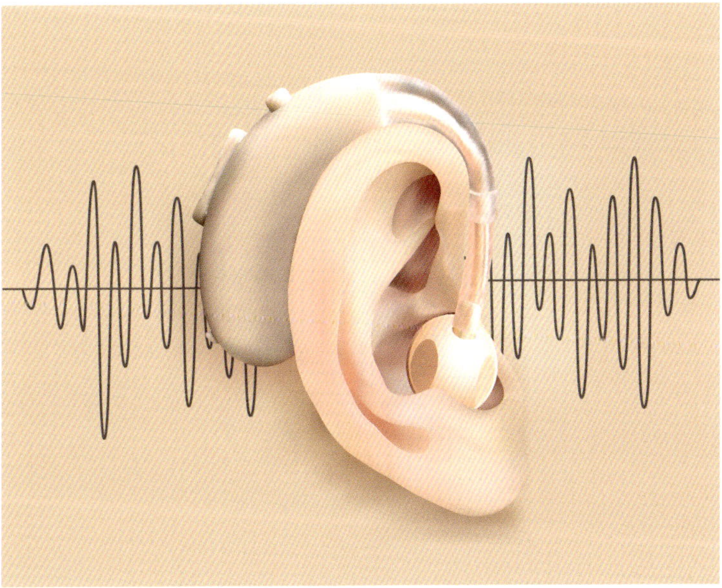

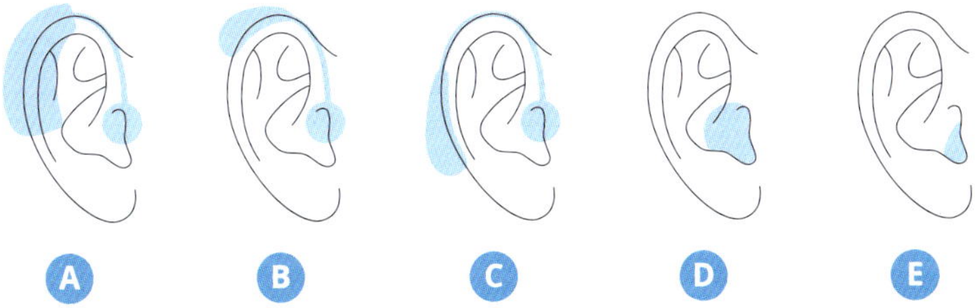

Hinter-dem-Ohr (HdO) Hörgeräte (siehe A, B, C) und In-dem-Ohr (IdO) Hörgeräte (siehe D und E)

Darüber hinaus kann auch noch ein weiterer Effekt des Hörgerätes angenommen werden: Eine Hypothese geht davon aus, dass sich bei bestehender Schwerhörigkeit im Zuge der zentralen Hörverarbeitung im Gehirn ein sogenannter Phantom-Tinnitus in den Frequenzen des schlechteren Hörens einstellt. Es wird nun für möglich gehalten, dass durch eine entsprechende Hörgeräteanpassung auch der Entstehung dieses Phänomens entgegengewirkt werden kann.

Eine HNO-ärztliche Untersuchung wird den weiteren Weg zur Hörgeräteanpassung im Hörgeräteakustikgeschäft weisen.

Spezialthemen

Angst vor dem Fliegen

Häufig haben Tinnitus-Betroffene Erwartungsängste vor dem Fliegen, weil sie dadurch heftige Ohrenschmerzen befürchten. Bei freier Nasenatmung und normaler Anatomie sind diese Ängste jedoch unbegründet. Dann ist der Druckausgleich im Mittelohr über die Eustachische Röhre (Ohrtrompete, s. Abb. S. 17) nämlich ungestört möglich, sodass der Druck auf das Trommelfell von innen und außen gleich stark ist.

Bei Landeanflügen mit dem Flugzeug kommt es jedoch physiologischerweise zu einem kurzzeitig erhöhten Ohrdruck. Denn beim Übergang von der Zone des dünneren Luftdrucks in jene des konzentrierteren Luftdrucks wird das Trommelfell vorübergehend etwas eingedrückt, wobei der Druckausgleich von innen über die Ohrtrompete und das Mittelohr etwas verzögert abläuft. Vorbeugend und zur Erleichterung sind daher in der

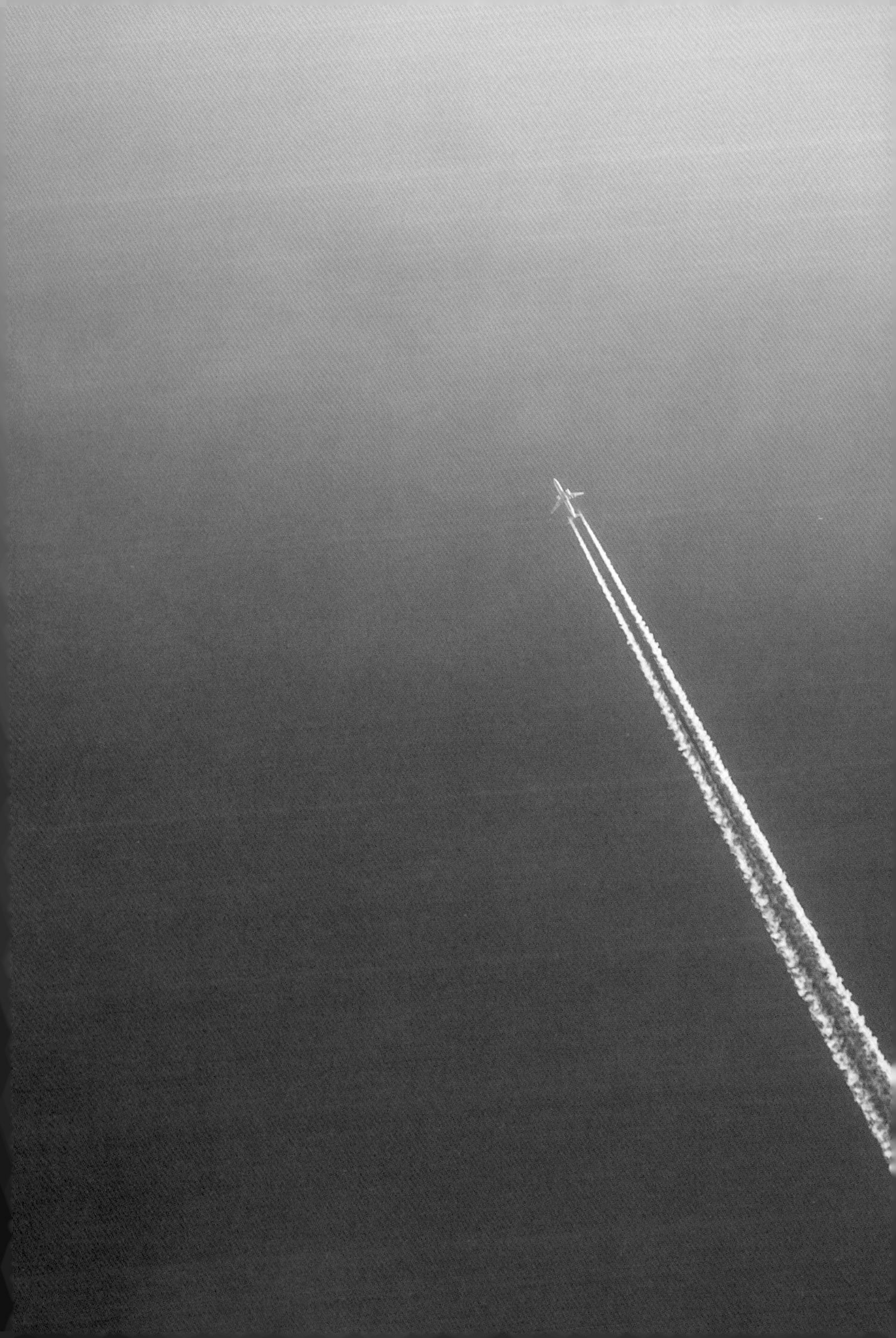

Landungsphase Druckausgleichsübungen (Valsalvaübungen) zu empfehlen: Halten Sie hierfür in ca. einminütigen Abständen beide Nasenlöcher mit Daumen und Zeigefinger zu und pressen Sie dabei mit geschlossenem Mund kurzzeitig dagegen, als würden Sie sich schnäuzen.

Eine weitere Hilfsmöglichkeit stellt häufiges Schlucken dar. Sie können dafür ein Getränk in kleinen Schlucken trinken oder Ihren Speichel immer wieder schlucken, am besten bei gleichzeitigem Kauen eines Kaugummis. In Sanitätsfachgeschäften und in Apotheken sind auch technische Hilfsmittel (z.B. Sanohra® Fly, Otovent®) erhältlich, deren Anwendung ebenfalls einem schmerzhaften Ohrdruck entgegenwirkt.

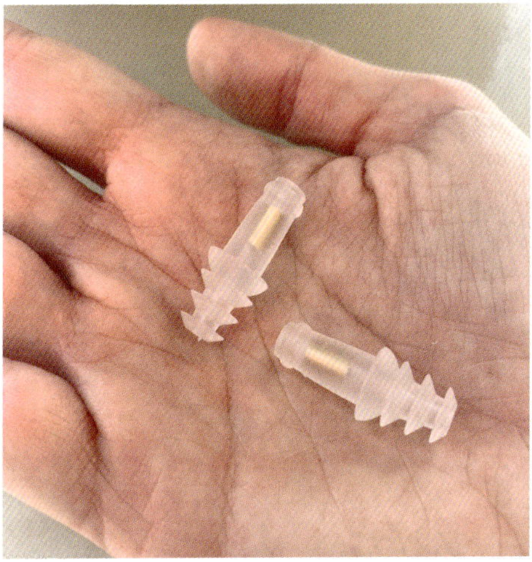

Hilfsmittel Sanohra® Fly

Sollte der Druckausgleich nicht oder nur sehr schwer möglich sein, ist aber eine HNO-ärztliche Untersuchung dringend zu empfehlen. Auch wenn vor Antritt der Flugreise eine höhergradig verlegte Nasenatmung (z. B. durch einen Infekt) auffällig wird, sollte diese ärztlich abgeklärt und behandelt werden.

Wechselwirkung Tinnitus und Kiefergelenk

Da es in der embryonalen Entwicklung eine enge nervale Verknüpfung zwischen dem Kiefergelenk und dem Mittelohr gibt, können bei einer bestehenden Kiefergelenkpathologie eine erhöhte Spannung des Trommelfells und die Entstehung eines Tinnitus (sog. myognathischer Tinnitus) möglich sein.

Auffällig können dabei neben einem krankhaften (pathologischem) Gelenkspiel und einer Druckempfindlichkeit im Bereich der Kiefergelenke auch Schmerzen und Ohrgeräusche beim Beißen bzw. Kauen sein. Da die Kiefergelenke zu den am meisten belasteten Gelenken unseres Körpers zählen, ist auf ihre Funktion besonders zu achten. Wichtig ist, dass eine einseitige Bissgewohnheit vermieden wird. Das heißt, der Kaudruck sollte sich auf beide Kiefergelenke gleichmäßig verteilen. Weiters sollte das Beißen von zu harten Lebensmitteln vermieden werden, es sollte also etwa keine „harte Nuss geknackt" werden. Tritt ein Tinnitus im Zusammenhang mit Kiefergelenkbeschwerden auf, so ist eine zahnärztliche kieferorthopädische Untersuchung zu empfehlen.

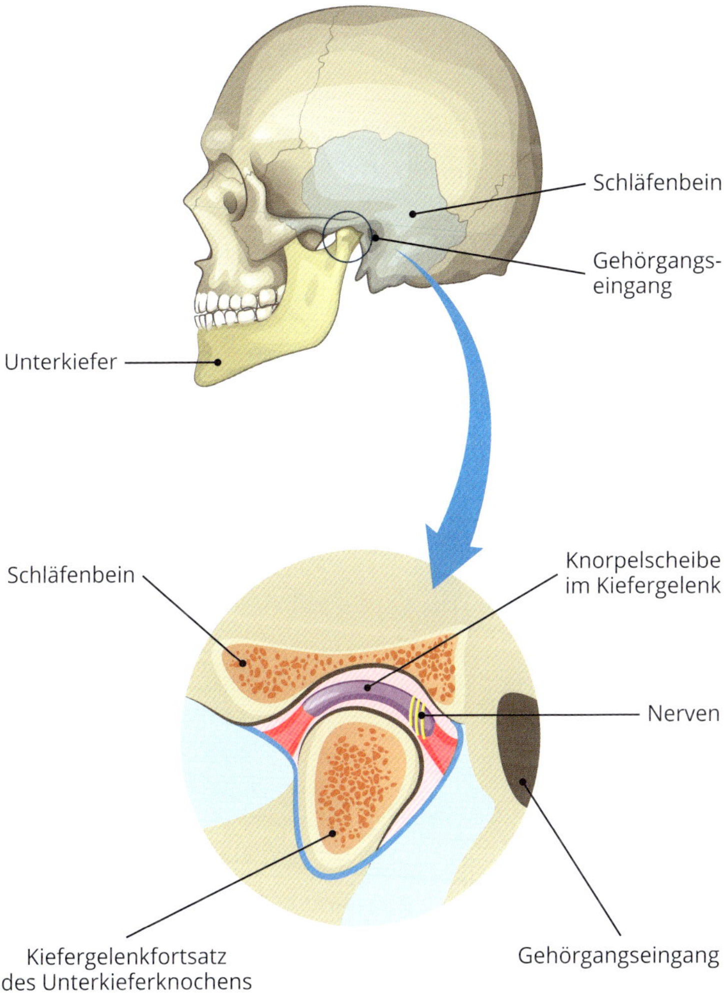

Kiefergelenk (oben, blauer Kreis) und Kiefergelenk im Schnitt (unten)

Geräuschüberempfindlichkeit als Folge

Unter dem Begriff Hyperakusis verstehen wir eine Überempfindlichkeit gegenüber Höreindrücken, also eine Geräuschüberempfindlichkeit. Die Ursache dafür liegt in einer Störung der zentralen, also im Gehirn ablaufenden Wahrnehmung und Verarbeitung von Höreindrücken. Der im Gehirn liegende Anteil des Hörsystems besteht aus der Hörbahn, dem Hörzentrum im Schläfenlappen (mit dem dort entwickelten Organgedächtnis), dem Hirnstamm und dem Limbischen System. Diese Areale sind gemeinsam verantwortlich für die im Gehirn ablaufende Wahrnehmung, Verarbeitung und Interpretation von Höreindrücken.

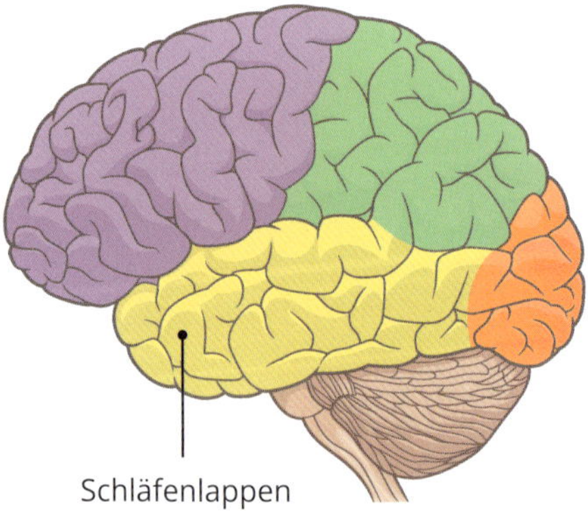

Hörzentrum im Schläfenlappen des Gehirns

Bei der Hyperakusis kommt es zu einer gestörten Filterwirkung akustischen Reizen gegenüber. Leise, aber auch normal laute

Schallreize werden dabei subjektiv als zu laut und somit als störend empfunden. Bei ca. vierzig Prozent der Tinnitus-Betroffenen findet sich auch eine Hyperakusis. Diese Patient:innen laufen Gefahr, zu versuchen, sich vollständig von Lärm abzuschotten und in weiterer Folge eine Phonophobie, also eine hochgradige Geräuschangst, zu entwickeln. Die Betroffenen müssen sich dessen bewusst werden, dass sie dem normalen Alltagslärm nicht entkommen können und sollten diesen daher auch nicht meiden, sondern ihn stattdessen zur Verhinderung einer Phonophobie zur Kenntnis nehmen. Sie sollten sich nicht unter eine akustische Käseglocke stellen, sondern die Geräuschkulissen des Alltagslebens im Gegenteil sogar quasi zu einer Immunisierung benützen. Selbstverständlich sind dabei Lärmpegel ab ca. 80 Dezibel zu vermeiden, da Lärm ab einer Lautstärke von 85 Dezibel das Innenohr schädigt. Erst ab dieser Lautstärke ist das unbedingte Tragen von Lärmschutzmitteln dringend zu empfehlen. Mehr dazu können Sie auf Seite 46 nachlesen.

Eine Hyperakusis kann mit dem sogenannten Habituationstraining behandelt werden. Betroffene sollten sich diesbezüglich an eine HNO-ärztliche Praxis wenden.

Ist Krankenstand hilfreich?

Tinnitus erzeugt leider häufig einen sehr hohen Leidensdruck, der bei den Betroffenen mitunter zu einer Gesellschafts- und Arbeitsunlust führt. Weil sie sich durch die Beschwerden so sehr eingeschränkt fühlen, gehen Betroffene daher oft in Krankenstand. Meiner Erfahrung nach wird hiermit meist aber keine Verbesserung, sondern im Gegenteil sogar eine Verschlechterung des psychischen Zustandes erreicht.

Woran liegt das? Im Krankenstand fällt letztlich die geistige Um- bzw. Ablenkung durch das Arbeitsleben weg. Es fehlt also die Möglichkeit einer geistigen Maskierung durch die berufsbedingten Aufgabenstellungen und Herausforderungen. Eine Folge davon ist die Neigung zu einer Selbstbeobachtung (Autoreflexion) und zur Überinterpretation (Aggravation) des Beschwerdebildes. Statt der fälschlicherweise von vielen Betroffenen erwarteten Erholung und psychischen Besserung führt ein Krankenstand daher fast ausnahmslos zu einer Zunahme der Beschwerden. Dies geht in weiterer Folge meist einher mit einem Bedürfnis nach Rückzug und Isolation und führt letztlich immer wieder zu einer Depression mit all ihren möglichen Konsequenzen. Von einem Tinnitus-bedingten Krankenstand ist daher dringend abzuraten.

Anhang

Selbsthilfegruppen

Erfreulicherweise finden sich Patient:innen mit demselben Leidensdruck immer wieder in Selbsthilfegruppen zusammen, um dort ihre Erfahrungen auszutauschen. Die positiven Effekte von Selbsthilfegruppen reichen von der Möglichkeit, sich aktuelles Wissen anzueignen, über den Erfahrungsaustausch bis hin zur Befriedigung des eigenen Mitteilungsbedürfnisses unter gleich Betroffenen. Jeder Mensch, der unter einer entsprechenden Betroffenheit leidet, möchte letztlich darüber reden. Im alltäglichen Gesellschaftsleben ist dies sehr oft nicht ausreichend möglich. In einer Selbsthilfegruppe haben die Betroffenen hingegen ein „Ohr für das Ohr“ des Gegenübers, sind also bereit, sozusagen eine Antennenfunktion auszuüben. Diese Zusammenkünfte bieten auch Raum für die Weitergabe von individuellen Erfolgsrezepten und Therapieerlebnissen. Letztlich führt dieser Austausch zu einer positiven Kanalisation des individuellen Leidensdruckes. Das Aufsuchen einer Selbsthilfegruppe und die damit einhergehende Pflege eines „Miteinanders“ ist daher sehr zu empfehlen.

In Österreich sowie im gesamten deutschen Sprachraum gibt es bereits eine große Zahl von Tinnitus-Selbsthilfegruppen. Informationen dazu erhalten Sie auf den folgenden Websites:

Österreichische Tinnitus-Liga, *www.oetl.at*

Deutsche Tinnitus-Liga, *www.tinnitus-liga.de*

Schweizerische Tinnitus-Liga, *www.tinnitus-liga.ch*

Begriffserklärungen

Adrenalin	Hormon aus dem Nebennierenmark
Aggravation	Überinterpretation
Akzentuierung	Zunahme, Betonung
anamnestisch	in Bezug auf die Krankengeschichte
Antioxidantien	Mikronährstoffe, welche krankmachende freie Radikale (toxische Stoffwechselendprodukte) neutralisieren
Biorhythmus	Rhythmus der individuellen Lebensgewohnheiten
Botenstoffe	Neurotransmitter, Vermittler physiologischer Vorgänge
cochleärer Tinnitus	Tinnitus, dessen Ursachen in einer Innenohrschädigung liegen
Cortisches Organ	peripheres Schallempfindungsorgan
degenerativ	abgebaut, abgenützt
Dezibel	Einheit des Schallpegels
Disposition	Anfälligkeit
Elektrolyte	Verbindungen, die in wässriger Lösung in Ionen zerfallen, wie z. B. in Natrium-, Kalium-, Calzium-, Chlorid-Ionen
endogen	im Inneren des Körpers erzeugt
Eustachische Röhre	auch Ohrtrompete oder Tube, verbindet das Mittelohr mit dem Nasenrachenraum
freie Radikale	toxische Stoffwechselendprodukte; entstehen bei Stoffwechselabläufen unter Sauerstoffmangel

Gefäßverkalkung	Gefäßverhärtung und -verdickung sowie -einengung beim Vorliegen von Gefäßrisikofaktoren
Glutamat	das Salz der Glutaminsäure, wichtiger Botenstoff für den Hörvorgang
Hyperakusis	Geräuschüberempfindlichkeit, Überempfindlichkeit gegenüber Höreindrücken
Katecholamine	Nebennierenmarkhormone Adrenalin, Noradrenalin, Dopamin
Kompensation	Bewältigung
letal	tödlich
Läsion	Schädigung, Verletzung
Maskierung	Verdeckung
maximale Exkursion	maximaler Bewegungsausschlag
Mikronährstoffe	Synonym Antioxidantien, s. o.
Neurotransmitter	Botenstoffe, Vermittler physiologischer Vorgänge
Noradrenalin	Hormon aus dem Nebennierenmark
Ohrtrompete	auch Tube oder Eustachische Röhre, verbindet das Mittelohr mit dem Nasenrachenraum
ototoxisch	innenohrschädigend
Parasympathikus	Anteil des vegetativen Nervensystems, Gegenspieler vom Sympathikus
pathogenetisch	im Zusammenhang mit Erkrankung, krankheitsursächlich
pathologisch	krankhaft

physiologisch	den gesunden Stoffwechselabläufen entsprechend
Plexus	Nervengeflecht
Prophylaxe	vorbeugende Maßnahme, Vorbeugung
Regeneration	Erholung, Wiederherstellung
Residualinhibition	Folge einer akustischen Maskierung eines Tinnitus, z. B. mit Geräuschkulisse, mit anhaltender Stille nach Ende der Geräuschkulisse
Suizid	Selbstmord
suizidal	selbstmordgefährdet
Sympathikus	Anteil des vegetativen Nervensystems, Gegenspieler vom Parasympathikus
Therapieregime	Therapieplan, Therapiekonzept
toxische Stoffwechselendprodukte	freie Radikale, entstehen bei Stoffwechselabläufen unter Sauerstoffmangel
Tube	auch Ohrtrompete oder Eustachische Röhre, verbindet das Mittelohr mit dem Nasenrachenraum
vegetatives Nervensystem	unbewusstes, autonomes bzw. unwillkürliches Nervensystem, steuert unbewusst unsere Organfunktionen
zentrale Verdeckung	Phänomen, im Zuge dessen äußere Geräusche die Ohrgeräusche verdecken (maskieren), sodass diese nicht mehr (störend) wahrgenommen werden.

Bildquellen

S. 5, 10–11, 12–13, 22, 24–25, 26–27, 28, 38, 45, 50, 60, 79, 80–81:
© Sylverarts, Adobe Stock;
S. 17: © rabbitteam, iStock;
S. 18, 68: © Axel Kock, Adobe Stock;
S. 33, 75: © VectorMine, iStock;
S. 34: © Günter Albers, Adobe Stock;
S. 37: © Tom Merton, iStock;
S. 39: © krivicm, iStock;
S. 40: © lukaves, iStock;
S. 43: © Fascinadora, iStock;
S. 47: © Serhii Shleihel, iStock;
S. 51: © karandaev, Adobe Stock;
S. 53: © 7activestudio, Adobe Stock;
S. 56, 57, 58, 73: © Herwig Edlinger;
S. 61: © Robert Kneschke, Adobe Stock;
S. 64: © tinnitus-kissen.ch;
S. 66: © rdnzl, Adobe Stock;
S. 69: © Nikolayev + tasty_cat, Adobe Stock;
S. 72: © Grigory Bruev, Adobe Stock;
S. 76: © Refluo, iStock;